**Eisele
Homöopathie**

Matthias Eisele

Homöopathie
Der einfache Weg zum richtigen Mittel

Matthias Eisele, Tübingen

Mit 36 Abbildungen und 31 Tabellen

Deutscher Apotheker Verlag

Anschrift des Autors

Matthias Eisele
Danziger Str. 18
72072 Tübingen

Alle Angaben in diesem Buch wurden sorgfältig geprüft. Dennoch können der Autor und der Verlag keine Gewähr für deren Richtigkeit übernehmen.

Ein Markenzeichen kann warenzeichenrechtlich geschützt sein, auch wenn ein Hinweis auf etwa bestehende Schutzrechte fehlt.

Bibliografische Information der Deutschen Nationalbibliothek
Die Deutsche Nationalbibliothek verzeichnet diese Publikation in der Deutschen Nationalbibliografie; detaillierte bibliografische Daten sind im Internet unter http://dnb.d-nb.de abrufbar.

Jede Verwertung des Werkes außerhalb der Grenzen des Urheberrechtsgesetzes ist unzulässig und strafbar. Das gilt insbesondere für Übersetzungen, Nachdrucke, Mikroverfilmungen oder vergleichbare Verfahren sowie für die Speicherung in Datenverarbeitungsanlagen.

1. Auflage 2013

ISBN 978-3-7692-5637-6

© 2013 Deutscher Apotheker Verlag
Birkenwaldstraße 44, 70191 Stuttgart
www.deutscher-apotheker-verlag.de
Printed in Germany
Satz: Satz & mehr, Besigheim
Druck und Bindung: Kösel, Altusried-Krugzell
Umschlaggestaltung: deblik, Berlin

Vorwort

Liebe Homöopathie-Interessierte,

es freut mich sehr, Ihnen Einblicke und Start-Hilfe für das Anwenden dieser alternativen Heilmethode geben zu dürfen.

Beschäftigen Sie sich mit der Homöopathie, Sie werden bald Erfolge sehen und gute Rückmeldungen bekommen. Wollen Sie das neu erworbene Wissen im beruflichen Umfeld, als PTA oder ApothekerIn, anwenden? Oder möchten Sie mehr Sicherheit bei der Selbstbehandlung und Hilfe im Freundes- und Bekanntenkreis gewinnen?

In beiden Fällen leistet Ihnen dieses Buch gute Dienste.

Im ersten Teil entdecken Sie wichtige Grundlagen der Homöopathie, sozusagen das homöopathische Alphabet. Der Begründer der Homöopathie, Samuel Hahnemann, wird kurz vorgestellt, die wichtigen Prinzipien der Homöopathie erklärt und Sie erfahren wie homöopathische Mittel hergestellt und angewendet werden. Auch lernen Sie die Grenzen der Selbstbehandlung kennen und welche weiteren, tiefer greifenden homöopathischen Vorgehensweisen doch noch zum Erfolg führen können.

Der zweite Teil orientiert sich an den Bedürfnissen in der Praxis: Wie finden Sie ein passendes Einzel- oder Komplexmittel für häufige Beschwerden? Hier helfen Ihnen „Beratungsbäume" bei der Auswahl der geeigneten Mittel. Hangeln Sie sich, durch kurze Informationen gesichert, mit gezielten Fragen an den Ästen der „Beratungsbäume" entlang. Nach zwei bis drei Wegscheiden führt Sie der letzte Ast zum geeigneten Mittel. Ein Beratungsgespräch zeigt Ihnen wie das gelingen kann. Finden Sie auf diese Weise kein passendes Einzelmittel, können Sie mit den Komplexmitteln doch noch eine homöopathische Empfehlung geben. Die Pfeile weisen auf Umstände hin, die die Beschwerden verbessern (↑) oder verschlechtern (↓); in der Homöopathie werden diese Einflüsse Modalitäten genannt.

Wann sollte sich ein Arzt um die beschriebenen Beschwerden kümmern? Auch das lesen Sie in einem kurzen Abschnitt und entscheiden dann kompetent, ob ein Arztbesuch notwendig ist oder nicht.

Im dritten Teil sind für Sie ein Glossar mit wichtigen Begriffen der Homöopathie und Literaturhinweise zusammengestellt.

Ich wünsche Ihnen viel Erfolg mit der Homöopathie und diesem Buch.

Tübingen, im Winter 2012   Matthias Eisele

Inhaltsverzeichnis

Vorwort		V
1	**Einführung in die homöopathische Therapie**	3
1.1	Samuel Hahnemann – Begründer der Homöopathie	3
1.1.1	Tabellarischer Lebenslauf	5
1.2	Grundprinzipien der Homöopathie	7
1.2.1	Ähnlichkeitsregel	7
1.2.2	Arzneimittelprüfung am Gesunden	8
1.2.3	Die Potenzierung der Arzneimittel	8
1.2.4	Ausgangsstoffe	10
1.2.5	Wie wirken Homöopathika?	11
1.2.6	Möglichkeiten und Grenzen von Homöopathika	12
1.3	Potenzen, Darreichungsformen und Dosierungen	16
1.3.1	C-, D- und LM-Potenzen sind in Deutschland gebräuchlich	16
1.3.2	Dilutionen, Globuli, Tabletten oder eine Trituration	17
1.3.3	Dosierung – Einzelgaben und Häufigkeit der Einnahme	19
1.3.4	Was ist bei der Einnahme zu beachten?	19
1.4	Einzel- oder Komplexmittel?	21
1.4.1	Einzelmittel in der klassischen Homöopathie	21
1.4.2	Mittelmischungen in der Komplexhomöopathie	21
1.5	Homöopathische Selbstbehandlung bei akuten und chronischen Erkrankungen	22
1.5.1	Organbezogene Beschwerden	22
1.5.2	Konstitutionelle oder chronische Beschwerden	23
1.5.3	Beratung zur Selbstmedikation in der Apotheke	24
1.5.4	Was ist zu tun, wenn die Einzelmittel nicht so richtig passen?	25
1.5.5	Warum kann ein Mittel bei so vielen verschiedenen Indikationen eingesetzt werden?	25
2	**Bewährte Indikationen**	29
2.1	Erkältungskrankheiten	29
2.1.1	Schnupfen	29
2.1.2	Halsschmerzen	33
2.1.3	Husten	36
2.1.4	Ohrenschmerzen	39
2.1.5	Fieber	43
2.1.6	Heiserkeit und Stimmverlust	46

2.2	Magen-Darm-Erkrankungen	49
2.2.1	Sodbrennen	49
2.2.2	Völlegefühl/Blähungen	52
2.2.3	Bauchschmerzen/Bauchkrämpfe	55
2.2.4	Durchfall	58
2.2.5	Verstopfung	62
2.3	Erkrankungen der Haut und Verletzungen	66
2.3.1	Akne	66
2.3.2	Offene Verletzungen, Wunden	69
2.3.3	Stumpfe Verletzungen, Sportverletzungen	72
2.3.4	Verbrennungen	75
2.3.5	Blutergüsse	77
2.3.6	Insektenstiche, -bisse	79
2.3.7	Lippenherpes	81
2.3.8	Warzen	84
2.4	Erkrankungen des Bewegungsapparats	86
2.4.1	Gelenkschmerzen	86
2.4.2	Ischialgie	89
2.4.3	Muskelkrämpfe	92
2.4.4	Fersensporn	94
2.5	Erkrankungen im Kindesalter	95
2.5.1	Zahnungsprobleme	95
2.5.2	Blähungen	97
2.5.3	Windeldermatitis	100
2.5.4	Säuglingsschnupfen	102
2.6	Erkrankungen und Beschwerden der Frau	103
2.6.1	Periodenschmerzen	103
2.6.2	Wechseljahresbeschwerden	106
2.7	Blase und Harnwege	109
2.7.1	Akute Blasen- und Harnwegsentzündung	110
2.8	Allergische Erkrankungen	113
2.8.1	Heuschnupfen	113
2.9	Allgemeinbefinden	116
2.9.1	Prüfungsangst	116
2.9.2	Reisekrankheit	118

3	**Anhang**	**123**
3.1	**Glossar**	**123**
3.1.1	Wichtige Begriffe in der Homöopathie	123
3.2	**Literatur**	**127**
3.2.1	Weiterführende Literatur für die Apotheke	128

Alphabetische Übersicht der vorgestellten Mittel **129**

Sachregister **135**

Der Autor **141**

Kapitel 1

1 Einführung in die homöopathische Therapie

Damit Sie kompetent in der Selbstmedikation mit homöopathischen Mitteln beraten können, sind einige Informationen zur Geschichte und den Grundlagen der Homöopathie nützlich. Wissen Sie Bescheid über die verschiedenen Potenzen, Darreichungsformen und Dosierungsmöglichkeiten?

Nur so können Sie gute Empfehlungen geben und in der Beratung sicher auftreten.

Lesen Sie dieses Kapitel gründlich durch, dann haben Sie schon wichtige Werkzeuge der Homöopathie an der Hand.

1.1 Samuel Hahnemann – Begründer der Homöopathie

Samuel Hahnemann war eine schillernde Persönlichkeit. Aus ärmlichen Verhältnissen kommend, sein Vater war Porzellanmaler in Meissen, arbeitete er sich durch Klugheit, Fleiß und ein ordentliches Maß an Unruhe und Kritikfähigkeit nach oben. Es gelang ihm, eine höhere Schule kostenlos besuchen zu dürfen und danach ein Medizinstudium mit Promotion abzuschließen. Neben seiner Tätigkeit als Arzt war er auch als Chemiker, Bibliothekar und Übersetzer tätig. Er soll 6 Fremdsprachen – Arabisch, Hebräisch, Griechisch, Latein, Englisch und Französisch – in Wort und Schrift beherrscht haben. Mit der Medizin des 19. Jahrhunderts hatte er seine Probleme, konnte doch vielen Patienten mit ihren Methoden nicht geholfen werden. Teilweise wurde auch mehr Schaden angerichtet als wirkliche Heilerfolge erzielt, z. B. durch Aderlässe oder schwermetallhaltige Arzneimittel. Er stieß im Laufe seiner vielseitigen Tätigkeiten durch einen viel zitierten Selbstversuch mit Chinarinde auf ein neues Wirkprinzip: „Similia similibus curentur – Ähnliches heilt Ähnliches". Bei der Einnahme von Chinarinde, die er für Magenprobleme ausprobiert hatte, entwickelte Hahnemann die Symptome, die sonst bei der Malaria auftreten. Wenn er die Einnahme beendete, verschwanden auch die „Malaria-Symptome".

> „Ich nahm des Versuchs halber etliche Tage zweimal täglich jedes Mal 4 Quäntchen gute China ein, die Füße, die Fingerspitzen und so weiter wurden mir erst kalt, ich ward matt und schläfrig, dann fing das Herz an zu klopfen, mein Puls wurde hart und geschwind; eine unleidliche Ängstlichkeit, ein Zittern (aber ohne Schaudern), eine Abgeschlagenheit durch alle Glieder; dann ein Klopfen im Kopf, Röte der Wangen, Durst, kurz: alle mir sonst beim Wechselfieber gewöhnlichen Symptome erschienen nacheinander; doch ohne eigentliche Fieberschauer. Auch die mir bei Wechselfieber gewöhnlichen besonders charakteristischen Symptome, die Stumpfheit der Sinne, die Art von Steifigkeit in allen Gelenken, besonders aber die taube widrige Empfindung, welche in dem Periostium über allen Knochen des ganzen Körpers ihren Sitz zu haben scheint, alle erschienen. Dieser Zustand dauerte jedes Mal 2 bis 3 Stunden und erneuerte sich, wenn ich die Gabe wiederholte, sonst nicht. Ich hörte auf und ich war gesund."
> Zitiert aus: William Cullen's Abhandlung über die Materia medica, Leipzig bei Schwickert II. S. 109 Anmerkung (1790)

Um die Nebenwirkungen von Arzneistoffen zu beseitigen, experimentierte er mit Verdünnungen und stellte dabei fest, dass die Heilkraft bei diesen potenzierten Arzneimitteln oft noch größer war als bei den ursprünglichen Substanzen – und das bei sehr guter Verträglichkeit. So entdeckte er nach und nach die Grundprinzipien der klassischen Homöopathie.

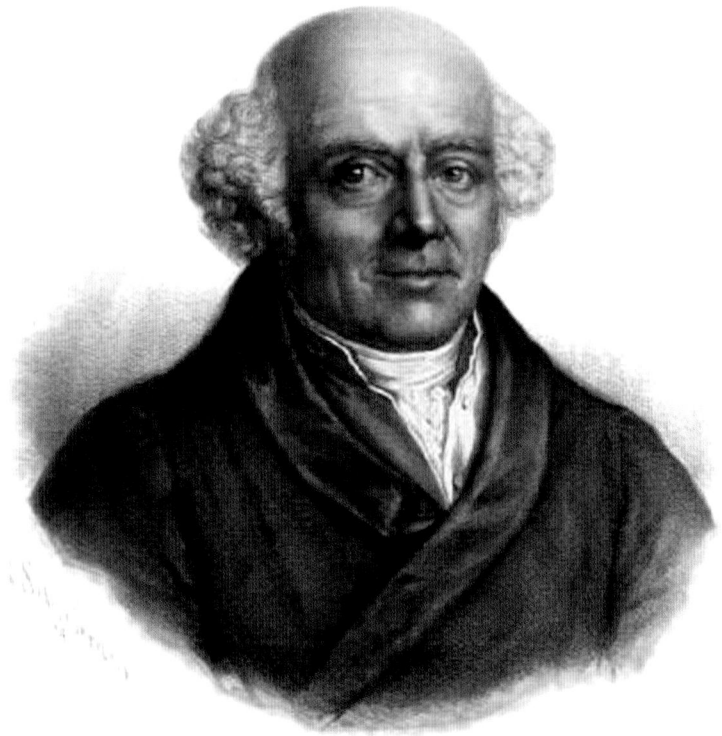

Abb. 1.1 Portrait Samuel Hahnemann

Kurz und interessant – 6 spannende Fakten zu Hahnemanns Leben

- Hahnemann lebte von 1755–1843, wurde also 88 Jahre alt.
- Aus erster Ehe hatte er 11 Kinder mit der Apothekerstochter Henriette Küchler.
- Er arbeitete als Arzt, Übersetzer, Bibliothekar und Autor, außerdem beherrschte er sechs Fremdsprachen in Wort und Schrift.
- Schon bei der Choleraepidemie 1831 vermutete er kleinste Lebewesen als Auslöser dieser Erkrankung.
- Mit 80 Jahren heiratete er seine zweite Frau, Melanie D'Hervilly, die zu diesem Zeitpunkt 36 Jahre alt war und zog mir ihr nach Paris.
- Die letzten 8 Lebensjahre lebte und arbeitete Hahnemann in Paris und wurde nach seinem Tod auf dem Montparnasse-Friedhof beerdigt. 1898 wurde Hahnemann auf den Prominenten-Friedhof Père Lachaise umgebettet und liegt dort mit Persönlichkeiten wie Jim Morrison, Edith Piaf und Oscar Wilde.

1.1.1 Tabellarischer Lebenslauf

Tab. 1.1 Lebenslauf von Samuel Hahnemann

1755	in Meissen an der Elbe als Sohn eines Porzellanmalers geboren
1767–75	er bekommt eine Freistelle an der Meissener Fürstenschule St. Afra, die er erfolgreich abschließt
1775–76	Medizinstudium in Leipzig
1777	Studium in Wien mit Hospitation bei Joseph Quarin, dem Leibarzt der Kaiserin
1778–79	Abschluss des Studiums in Erlangen mit der Promotion
1780	Arzt in Hettstedt
1781	Praktische pharmazeutische Ausbildung in Dessau
1782	Heirat mit der Apothekerstochter Henriette Küchler aus Dessau, mit der er im Laufe der Ehe 11 Kinder hatte. Umzug nach Gommern und Tätigkeit als beamteter Arzt (Physikus)
1785–89	Übersetzung medizinischer Schriften und Verfassen eigener Schriften, unter anderem eine Abhandlung über die Arsenik-Vergiftung und einen Schwermetall-Nachweis
1789	Umzug nach Leipzig
1790	Übersetzung der „Materia Medica" von William Cullen
1793–99	Veröffentlichung des „Apotheker-Lexikon"

◻ **Tab. 1.1** Lebenslauf von Samuel Hahnemann (Fortsetzung)

1796	in „Versuch über ein neues Prinzip zur Auffindung der Heilkräfte der Arzneisubstanzen nebst einigen Blicken auf die bisherigen" formuliert Hahnemann in Hufelands Journal, Band 2, eine erste Formulierung des homöopathischen Wirkprinzips
1805	Veröffentlichung von ersten homöopathischen Arzneimittelprüfungen
1806	Veröffentlichung der Schrift „Heilkunde der Erfahrung", welche als Vorläufer des „Organon der Heilkunde", der grundlegendsten Homöopathie-Schrift, gilt
1810	erscheint die erste Ausgabe des „Organon der rationellen Heilkunde"
1811	Hahnemann nennt erstmals den Begriff „Verdünnung" als Vorläufer des Herstellungsverfahrens der „Potenzierung"; diesen Begriff verwendet er erst 1827
1811–21	erscheinen die sechs Bände seiner „Reinen Arzneimittellehre"
1812	Habilitation an der Leipziger Universität
1821	Umzug nach Köthen, um als Leibarzt des Herzogs Ferdinand von Anhalt-Köthen zu arbeiten
1822	Ernennung zum Hofrat
1828	sein Werk „Die chronischen Krankheiten" entsteht. Hier legt Hahnemann die Grundlagen für seine Miasmen-Lehre
1829	50-jähriges Doktorjubiläum und Gründung der „Gesellschaft homöopathischer Ärzte", heute „Deutscher Zentralverein homöopathischer Ärzte"
1830	Tod seiner Frau Henriette
1831	Hahnemann vermutet, dass die Auslöser der Cholera-Epidemie „kleinste Lebewesen" sind und empfiehlt seuchenhygienische Maßnahmen
1834	Die französische Malerin und Dichterin Melanie d'Hervilly reist nach Köthen, um sich von Hahnemann behandeln zu lassen
1835	Hahnemann heiratet Melanie d'Hervilly und zieht mit ihr nach Paris
1835–43	Hahnemann praktiziert sehr erfolgreich in Paris und erhält 1841 die Ehrenbürgerschaft seiner Geburtsstadt Meissen
1843	Samuel Hahnemann stirbt im Alter von 88 Jahren und wird auf dem Pariser Friedhof Montparnasse beerdigt. 1898 wird er auf den Prominenten-Friedhof Père Lachaise umgebettet

1.2 Grundprinzipien der Homöopathie

1.2.1 Ähnlichkeitsregel

„Similia similibus curentur – Ähnliches werde durch Ähnliches geheilt". Dies ist wohl der bekannteste Satz der Homöopathie und auf diesem Prinzip basiert die homöopathische Arzneimittelfindung. Hahnemann machte durch einige Selbstversuche, wie der in ▶ Kapitel 1.1 erwähnte Versuch mit Chinarinde, und Heilversuche an seiner Familie und seinen Patienten folgende Erfahrung:

Wird einem Menschen eine Substanz verabreicht, verursacht sie bestimmte Veränderungen im körperlichen, geistigen und seelischen Empfinden des Menschen. Diese Veränderungen können den Symptomen von Krankheiten sehr ähneln. Wird diese Substanz nun homöopathisch, durch Potenzieren, aufgearbeitet, kann sie für eben diese Krankheiten eingesetzt werden. Das erklärt, warum besonders viele giftige Ausgangssubstanzen in der Homöopathie als Grundstoffe zur Arzneimittelherstellung dienen.

Bei einigen Arzneimitteln ist dieser Zusammenhang ganz offensichtlich:

Acidum nitricum, die Salpetersäure, ist aus dem Labor gut bekannt. Sie verursacht sehr unangenehme Verätzungen, hilft homöopathisch aber bei vielen Haut- und Schleimhautreizungen.

Apis mellifica, aus der Honigbiene gewonnen, hilft gut bei Erkrankungen mit prallen, blassrosa Schwellungen und stechenden Schmerzen.

Arsenicum album, das Arsentrioxid, ist ein starkes Gift und führt bei akuten Vergiftungen zu Bauchschmerzen, Durchfall, Erbrechen, Trockenheit in Mund und Rachen und Krämpfen. Bei all diesen Beschwerden wird Arsenicum album nun auch in der Homöopathie eingesetzt.

Belladonna, die Tollkirsche, verursacht bei Vergiftungen Pupillenerweiterung und ein sogenanntes Glanzauge. Homöopathisch wird sie unter anderem bei Krankheiten eingesetzt, die mit erweiterten Pupillen einhergehen.

Cantharis, aus der spanischen Fliege gewonnen, wurde früher gerne als Aphrodisiakum zur Steigerung der sexuellen Erregung genommen. In der Homöopathie wird es bei sexueller Überreiztheit und Reizung auf allen Ebenen eingesetzt.

Coffea, die ungeröstete Kaffeebohne, findet in der Homöopathie bei Erregung und Schlaflosigkeit Anwendung.

Colocynthis, die Koloquinte, ist ein inzwischen veraltetes Abführmittel der konventionellen Medizin. Homöopathisch wird sie gegen Durchfälle mit starken Krämpfen eingesetzt, der Patient muss sich zusammenkrümmen.

Diese Liste lässt sich noch lange fortsetzen und zeigt nur die augenscheinlichsten Zusammenhänge zwischen „Giftwirkung" und homöopathischer Heilwirkung.

1.2.2 Arzneimittelprüfung am Gesunden

Nachdem Hahnemann die Entdeckung der Ähnlichkeitsregel gelungen war, war es nur eine logische Folge gezielt Substanzen auf ihre Eignung als homöopathische Arzneimittel zu testen. So prüfte er ungefähr 100 Mittel im Laufe seiner Tätigkeit an sich selbst, seiner Familie, seinen Mitarbeitern und Patienten. Natürlich konnten solche Prüfungen nicht unverdünnt mit stark giftigen Substanzen durchgeführt werden, hier werden die Erkenntnisse aus der Toxikologie von Vergiftungsfällen gewonnen. Bei relativ unschädlichen Substanzen kann die Arzneimittelprüfung am Gesunden erfolgen. Die Gabe der Substanz, heute meist in potenzierter Form, verursacht eine sogenannte Arzneikrankheit; die auftretenden Symptome, ob körperlicher, geistiger oder seelischer Art, werden im Arzneimittelbild gesammelt. Diese Arzneimittelbilder sind aus vielen Arzneimittelprüfungen und den daraus entstandenen Beobachtungen zusammengetragen worden und wurden damit auch immer genauer und detaillierter. Die geprüfte Substanz kann nun als Heilmittel für die im Arzneimittelbild beschriebenen Beschwerden und Zustände eingesetzt werden.

Heute sind über 1000 Mittel geprüft – manche sehr häufig, andere seltener – und ihre Arzneimittelbilder in sogenannten Materiae medicae, den homöopathischen Arzneibüchern, als Monographien beschrieben.

1.2.3 Die Potenzierung der Arzneimittel

Die stufenweise Verdünnung der Ausgangsstoffe erfolgt nach genau vorgeschriebenen Verfahren, den Potenzierungsverfahren. Diese sind teils im HAB, dem Homöopathischen Arzneibuch, und andernteils im Europäischen Arzneibuch, EuAB, beschrieben.

Je nach Ausgangsubstanz werden die Urtinkturen auf unterschiedliche Weise gewonnen. Welches Herstellungsverfahren eingesetzt wird, hängt von den Eigenschaften der Ausgangssubstanz ab. So gibt es Verfahren für Frischpflanzen mit unterschiedlichen Trocknungsverlusten, für Pflanzenpresssäfte, für getrocknete Pflanzen, für tierische Ausgangsstoffe u.s.w.

Entsprechend der Herstellungsvorschrift für die Urtinktur wird dann auch die D 1 auf verschiedene Weise produziert. Bei manchen Vorschriften ist die Urtinktur gleichzeitig die D 1-Potenz, bei anderen muss noch verdünnt werden. Die Herstellungsverfahren für die Urtinkturen und die Konzentration des Alkohols, der für diesen Schritt und die weitere Potenzierung eingesetzt wird, ist in den „Vorschriften zur Herstellung homöopathischer konzentrierter Zubereitungen und zur Potenzierung" im Europäischen Arzneibuch vorgeschrieben. Es muss bei der Herstellung eines jeden homöopathischen Mittels die Monographie des HAB oder des EuAB herangezogen werden, um den jeweiligen Anforderungen zu entsprechen.

Der Verdünnungsvorgang kann in verschiedenen Verdünnungsschritten erfolgen, dadurch entstehen die unterschiedlichen Potenzarten, die D-, C- und LM-Potenzen.

Diese Bezeichnungen sind von den römischen Zahlen D=10, C=100 und LM=50 000 abgeleitet und zeigen auf, wie stark von einer Verdünnungsstufe zur nächsten verdünnt wird.

Wie entsteht zum Beispiel aus einer D-5-Dilution die D-6-Dilution?

Ein Teil der D-5-Dilution wird mit neun Teilen Alkohol in der vorgeschriebenen Konzentration zur D 6 potenziert. Der Vorgang des Potenzierens ist kein reines Verdünnen, sondern ein genau vorgeschriebenes Herstellungsverfahren des Homöopathischen Arzneibuchs (HAB). Bei Dilutionen geschieht dieses Potenzieren durch 10 gezielte Schüttelschläge auf eine Unterlage.

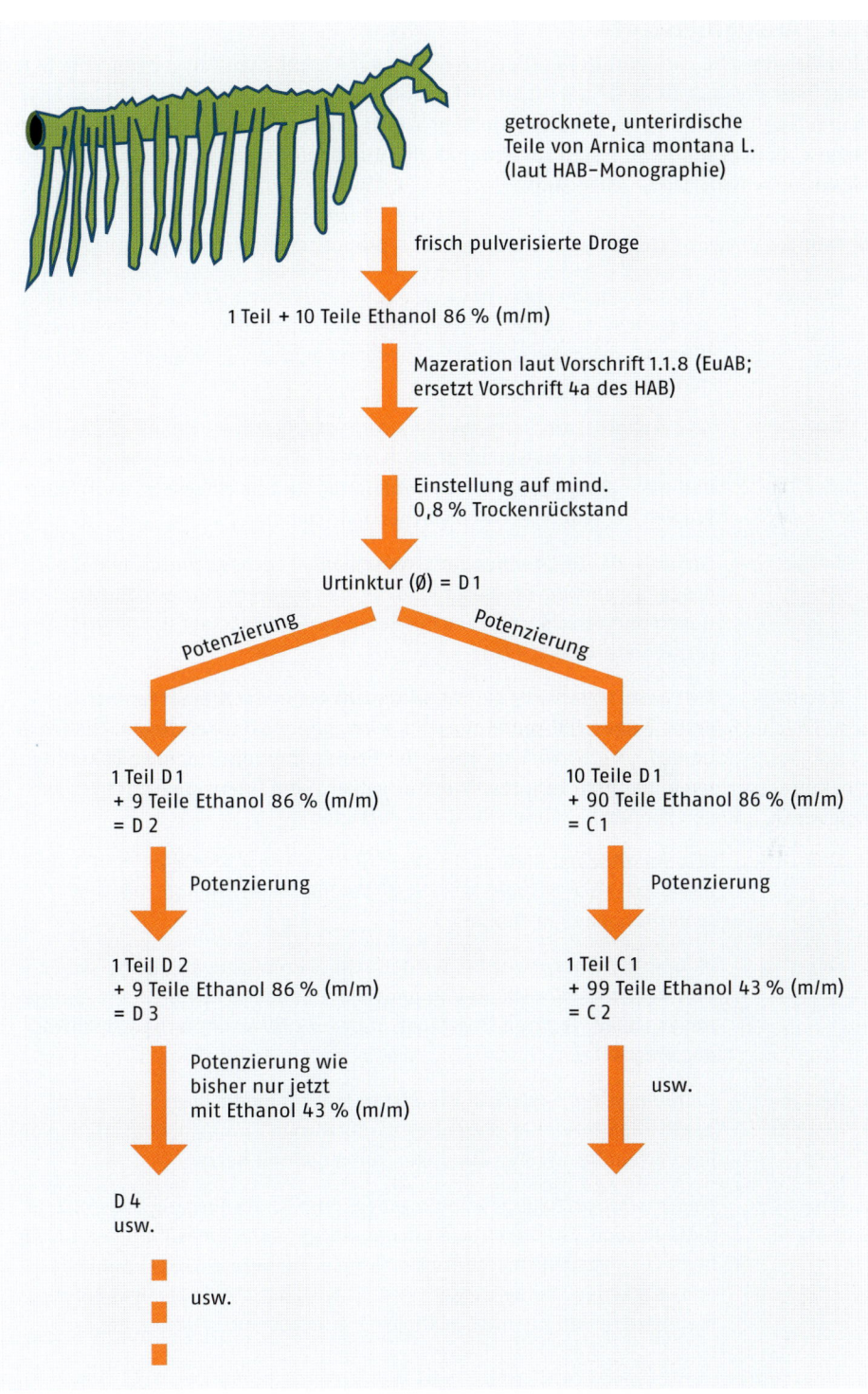

Abb. 1.2 Beispiel: Herstellung Arnica-Urtinktur und D2, 3, 4 bzw. C1, 2 als Dilution

1.2.4 Ausgangsstoffe

Homöopathische Arzneimittel werden aus sehr unterschiedlichen Ausgangsstoffen hergestellt. Fast alles aus der belebten und unbelebten Natur kann als Ursprung dienen. Es werden meist Pflanzen, Tiere, Tiergifte, Metalle, Säuren, Salze und organische Verbindungen eingesetzt, in besonderen Fällen auch krankhafte Ausscheidungen. Bekannte Beispiele aus diesen verschiedenen Quellen sind:

◻ **Tab. 1.2** Ausgangsstoffe für homöopathische Arzneimittel mit bekannten Beispielen

Pflanze	*Belladonna*: Dieses Mittel wird aus der Tollkirsche, *Atropa belladonna*, gewonnen. Diese ist ja bekanntermaßen recht giftig und ist der Ursprung für eines der bekanntesten Fieber- und Entzündungsmittel in der Homöopathie.
Tier	*Apis mellifica*: Aus der Honigbiene wird dieses Mittel gewonnen. Der Stich einer Biene löst meist eine pralle, blassrote Schwellung aus, daher findet man häufig bei den Beschwerden, für die Apis eingesetzt wird, diese Schwellung und/oder einen stechenden Schmerz.
Tiergift	*Lachesis*: Das Gift der Buschmeisterschlange, *Lachesis mutus*, bildet die Ausgangssubstanz für dieses Arzneimittel. Blutvergiftungen, Blutstauungen und Verschlechterung der Beschwerden im Schlaf sind häufige Einsatzgebiete von Lachesis.
Metall	*Platinum*: Metallisches Platin wird nicht nur in der Schmuckindustrie gerne eingesetzt, sondern auch als Ausgangsstoff für Platinum. Das teure und edle Metall wird konstitutionell bei spannungsgeladenen Charakteren eingesetzt: Hysterie, Ängste, Hochmut und starkes sexuelles Verlangen können bei diesen Personen auftreten.
Säure	*Acidum nitricum*: Die Salpetersäure führt im Labor häufig zu Verätzungen; homöopathisch aufbereitet hilft sie bei Hautrissen und bestimmten schlecht heilenden Wunden.
Salz	*Magnesium phosphoricum*: Bei den Schüssler-Salzen, als „Heiße Sieben" sehr bekannt, wird Magnesiumphosphat in der klassischen Homöopathie neben vielen weiteren Einsatzgebieten auch für krampfartige Beschwerden eingesetzt.
Org. Verbindung	*Glonoinum*: Ein explosiver Grundstoff liefert hier die Basis zur Heilung, das Nitroglycerin. Hier kommt es zu plötzlichen Unregelmäßigkeiten in der Blutverteilung und Blutwallungen zum Kopf und Herzen.
Ausscheidung	*Medorrhinum*: Etwas gewöhnungsbedürftig ist die Ausgangssubstanz für diese Nosode. Es handelt sich um das eitrige Sekret eines Tripper-Kranken. Dieses in unschädlich potenzierter Form aufbereitete Mittel wird in der miasmatischen Therapie eingesetzt. Genaueres zu Nosoden und der Miasmenlehre finden sie unter ▶ Kapitel 1.2.6 Abschnitt: Miasmenlehre.

1.2.5 Wie wirken Homöopathika?

Stimulation der Selbstheilungskräfte

Die beste Erklärung ist wohl die Anregung der Selbstheilungskräfte durch die Homöopathie. Voraussetzung ist die Ähnlichkeit der Erkrankung mit dem homöopathischen Arzneimittel. Schon der Begriff „Homöopathie" hat in seinem griechischen Wortstamm die Bedeutung „gleiches Leiden". Die Ähnlichkeit des Arzneimittels mit der Erkrankung ist ein Grundprinzip der Homöopathie: „Similia similibus curentur – Ähnliches werde durch Ähnliches geheilt", wie schon in ▶ Kapitel 1.2.1 beschrieben.

Hier kann man das Phänomen der Resonanz aus der Physik als Beispiel heranziehen: Wird von zwei Stimmgabeln, die auf denselben Ton gestimmt sind, die eine angeschlagen, fängt die andere auch an zu schwingen. Sie wird in Resonanz versetzt. So löst im Körper die homöopathische Arznei, die dem Krankheitsbild am meisten ähnelt, als „Resonanzphänomen" eine Heilreaktion aus. Dieses gut auf das Gesamtbild der Erkrankung passende Mittel wird auch als Simile bezeichnet.

Wie die ähnliche Information durch die Potenzierung der Ausgangssubstanz genau übertragen wird, ist bis heute noch nicht messbar und bleibt nach wie vor eines der ungeklärten Geheimnisse dieser Heilmethode. Betrachtet man die unendliche Komplexität des menschlichen Organismus, von dem zwar immer mehr Feinheiten erforscht sind, dabei aber noch mehr Fragen auftauchen, wundert es nicht, wenn mit den heutigen Messmethoden noch nicht alles nachweisbar ist.

Placebo-Effekt

Sogar eingefleischte Kritiker der Homöopathie können nicht die Wirkung des Placebo-Effektes leugnen. Werden Mittel mit entsprechenden Suggestionen und einer gewissen Überzeugungskraft gegeben – ist der Patient also von der Wirksamkeit eines Mittels überzeugt – stellt sich auch eine Wirkung ein. Dies betrifft Mittel aus der konventionellen Medizin gleichermaßen wie Homöopathika. Durch die sehr persönliche Beziehung des Patienten zu seinem Homöopathen, die schon alleine durch die sehr genaue Befragung und Untersuchung gefestigt wird, ist der Placebo-Effekt eines homöopathischen Mittels sicher noch deutlich größer als der eines herkömmlichen Arzneimittels.

Quantenphysik als Erklärungsmodell

Quantenphysik ist ein sehr komplexes Model und für Laien kaum verständlich oder nachvollziehbar. Auch für Fachleute auf dem Gebiet der Quantentheorie sind die verschiedenen Quanteneffekte nicht leicht zu verstehen.

Manchmal werden Erklärungen für die Wirkungsweise der Homöopathie mit einer Art quantenphysikalischem Modell versucht. Ich bin kein Fachmann für dieses hoch theoretische physikalische Konzept und kann deshalb diese Erklärungen für die Wirkungsweise der Homöopathie nicht bewerten.

Cluster-Bildung der Wassermoleküle im Alkohol

Wassermoleküle sind durch ihren gewinkelten geometrischen Aufbau aus unterschiedlich elektronegativen Elementen polare Moleküle. Sie können sich auf verschiedene Weise zueinander anordnen und auch über Wasserstoff-Brücken als physikalische Kräfte miteinander interagieren.

Nun ist als Wirkungsweise der homöopathischen Arzneimittel folgendes denkbar: Durch den Vorgang des Potenzierens nimmt die Trägersubstanz, also hier das Wasser des

Alkohol/Wasser-Gemisches, Informationen der Ausgangssubstanz auf und speichert diese in bestimmten Anordnungen der Wassermoleküle. Diese Molekülformationen werden auch Cluster genannt.

Nun sollen durch den Vorgang des Potenzierens Informationen der Ausgangssubstanz auf den Trägerstoff übergehen. Die Trägerstoffe sind in der Homöopathie Milchzucker bei den Verreibungen, Rohrzucker bei den Globuli oder Alkohol/Wasser-Gemische bei den Dilutionen. Der Erklärungsversuch könnte für die Alkohol/Wasser-Gemische eine Bedeutung haben, bei den anderen Trägerstoffen kann er jedoch so nicht weiterhelfen.

Photonen-Abstrahlung als Wirkprinzip
Es existieren auch Forschungen zur Wirkung von Homöopathika, die den Wirkeffekt mit der kohärenten Abstrahlung von Photonen erklären. Auf diesem Gebiet arbeitet Dr. Karin Lenger und scheint einige interessante Entdeckungen gemacht zu haben. Auch hier fehlt mir der fundierte physikalische Hintergrund, um diese Entdeckungen zu bewerten.

Mein Fazit
Trotz der verschiedenen Erklärungsversuche lässt sich bisher nicht mit naturwissenschaftlichen Methoden nachprüfen, wie die Homöopathie wirkt und das ist auch gar nicht nötig. Die Homöopathie setzt am Menschen in seiner Ganzheit und Individualität an, das macht sie so interessant und komplex. Menschen mit ihren gesundheitlichen Einschränkungen und Veranlagungen können nicht auf so wenige Faktoren heruntergebrochen werden, dass entsprechende Studien zur klassischen Homöopathie mit hohen Fallzahlen überhaupt möglich wären.

Auch wenn noch nicht genau geklärt ist, wie die Homöopathie wirkt, wissen wir doch durch die vielfältigen Behandlungserfolge, dass die Homöopathie wirkt. Hier gilt: Wer heilt hat recht (auch wenn noch nicht erklärt werden kann wie).

1.2.6 Möglichkeiten und Grenzen von Homöopathika
Empfehlungen für die Selbstmedikation
Für die Empfehlung von homöopathischen Mitteln in der Apotheke gelten dieselben Grenzen wie für die Empfehlung von anderen Arzneimitteln für die Selbstmedikation. Sie müssen abschätzen, ob nicht doch ein Arztbesuch notwendig ist und das von Ihnen ermittelte homöopathische Mittel nur begleitend zur ärztlichen Behandlung eingesetzt werden kann. Das ist zum Beispiel anhand der von der BAK veröffentlichten Leitlinien zur Selbstmedikation möglich. Diese finden Sie auf der Homepage der ABDA unter http://www.abda.de/leitlinien0.html.

Bei den im zweiten Teil beschriebenen Beschwerden gebe ich Ihnen die notwendigen Informationen an die Hand, damit Sie sichere Empfehlungen geben können und die Patienten auch an den Arzt weiter verweisen, sobald dies notwendig wird.

Möglichkeiten
Für viele häufig auftretende Gesundheitsstörungen haben sich bewährte homöopathische Mittel herauskristallisiert. Meist ist es eine überschaubare Anzahl von Mitteln, die man nach einigem Befragen des Patienten voneinander abgrenzen kann.

Haben Sie ein passendes Mittel gefunden, wird es in der Selbstmedikation am besten im Potenzbereich bis zur D 30 oder C 30 eingesetzt. Dann wirkt es eher auf die grobstofflichen Anteile unseres Wesens, also unseren Körper, und bestimmte umgrenzte

Gesundheitsstörungen. Bei plötzlichen, akut auftretenden Beschwerden werden die Gaben des Arzneimittels in kurzen Abständen wiederholt, bei sich langsam entwickelnden Erkrankungen hat sich die ein- bis dreimalige Gabe am Tag bewährt. Wirkt das gewählte Mittel nicht – bei akuten Beschwerden kann man das schon nach ein paar Stunden feststellen – kann noch ein zweites Mittel empfohlen werden, das dem Bild der Beschwerden dann am nächsten kommt. Ist auch hier die Mittelwahl ohne Erfolg, sollte ein Besuch bei einem homöopathisch praktizierenden Arzt oder Heilpraktiker empfohlen werden.

Grenzen

Die Grenzen der homöopathischen Behandlung werden vor allem durch die Erfahrung und das Können des Behandelnden bestimmt. Für die Selbstmedikation und die Beratungssituation in der Apotheke ist nur eine Behandlung von akuten und klar umrissenen Erkrankungen sinnvoll.

Bei lange bestehenden, wechselhaften und stark in den geistig-seelischen Bereich gelagerten Beschwerden greift eine solche Behandlung meist zu kurz. Hier ist dann eine Konstitutionsbehandlung notwendig, die einer ausführlichen Erforschung des Patienten und seines Umfeldes bedarf, wie im nächsten Unterkapitel beschrieben. Dieses meist mehrstündige Eintauchen in die Krankheitsumstände und persönliche Geschichte des Patienten kann kaum am HV-Tisch erfolgen und gehört in die Hände eines erfahrenen homöopathischen Praktikers.

> **Grenzen der Selbstmedikamentation – Beispiele aus den BAK-Leitlinien**
>
> **Husten:** Grenzen der Selbstmedikation können z. B. sein:
> Atemnot bei Belastung; Schmerzen beim Atmen; Fieber > 39 °C; Atopiker, Allergiker; Verdacht auf AM-bedingten Husten; gelblich-grüner, eitriger oder blutiger Auswurf; Verdacht auf Influenza-A-Infektion (hohes Fieber, schweres Krankheitsbild von Anfang an); trockener Husten > 2–3 Wochen
>
> **Halsschmerzen:** Grenzen der Selbstmedikation können z. B. sein:
> chronische Halsschmerzen oder einseitige Halsschmerzen; Schmerzen verbunden mit Fieber (> 39 °C); vergrößerte/eitrige Mandeln; eitriger Auswurf; geschwollene, druckschmerzhafte Lymphknoten; Verdacht auf Tonsillitis („Angina"); Verletzung, Verbrühung, Verätzung; Pilzbefall (Soor)

Wenn nach der ersten oder zweiten Empfehlung durch Sie keine Besserung auftritt, sollte der Patient zur weiteren Behandlung an einen erfahrenen homöopathischen Praktiker verwiesen werden. Im Rahmen dieses Buches können nur die gebräuchlichsten Mittel vorgestellt und erklärt werden.

Konstitutionelle Therapie

In der klassischen Homöopathie gut ausgebildete und auch erfahrene Ärzte und Heilpraktiker nehmen zur Arzneimittelfindung einen aufwändigeren Weg, besonders wenn es sich um vielfältige, wechselnde oder chronische Beschwerden handelt.

Hier wird in einer *mehrstündigen Anamnese*, der Aufnahme der Krankengeschichte, vieles zur Person des Patienten, dessen Lebens- und Krankheitsgeschichte und sogar zu Krankheiten der Vorfahren in Erfahrung gebracht. Dazu ist Menschenkenntnis, Fingerspitzengefühl und eine gute Kommunikationsfähigkeit notwendig. Auch die körperliche Untersuchung des Patienten gehört hierzu.

Aus den so ermittelten *Symptomen* wird eine Reihenfolge erstellt, besonders auffällige oder seltene Symptome haben zum Beispiel eine höhere Wertigkeit wie sehr allgemeine oder häufige Beschwerden. Auch andere Faktoren dienen zur Erstellung dieser *Symptom-Hierarchie*.

Nun folgt das sogenannte *Repertorisieren*. Es werden die zu diesen Symptomen passenden Mittel nachgeschlagen, dazu dienen sogenannte Repertorien. In diesen Büchern oder auch Datenbanken kann man nach den verschiedensten Symptomen suchen, die bisher in Arzneimittelprüfungen aufgetreten sind. Hinter diesen Symptomen werden dann die Mittel aufgeführt, bei denen diese Symptome beschrieben werden. Meist wird auch noch unterschieden, wie häufig die erwähnten Mittel hier auftauchen, das wird zum Beispiel durch Fettdruck oder Kursivdruck gekennzeichnet. Diese Mittel werden dann in eine Liste aufgenommen, die *Liste der eventuell in Frage kommenden Arzneimittel*. Wird ein notiertes Mittel beim Repertorisieren der weiteren Symptome wieder aufgefunden, kann dies durch eine Strichliste notiert werden.

Hat man so alle wichtigen Symptome der Reihe nach repertorisiert, ist die Strichliste mit den Arzneimitteln fertig und kann ausgewertet werden. Es entsteht eine *Reihenfolge der zutreffendsten Mittel* für diesen Patienten. Durch das Vergleichen des Arzneimittelbildes mit dem Patienten im Gesamtbild wird aus den meisterwähnten Mitteln nun das Zutreffendste ausgewählt. Hier ist viel Erfahrung sehr nützlich.

Inzwischen ist das Repertorisieren natürlich auch mit speziellen Computerprogrammen möglich und dadurch mit etwas weniger Zeitaufwand machbar. Die Symptome sind durch Suchfunktionen leichter auffindbar, die Mittelliste und Häufigkeit des Auftauchens der verschiedenen Mittel wird dann vom Computerprogramm übernommen. Das spart einiges an Zeit. Die letztendliche Auswahl des passenden Konstitutionsmittels verbleibt jedoch weiterhin beim Therapeuten, der immer die Person als Ganzes im Blick behalten muss.

Dann wird die geeignete Potenz, Darreichungsform und das entsprechende Dosierungsschema ausgewählt. Bei Konstitutionsmitteln wird häufig mit der C 30 begonnen und dann je nach Ansprechen die Potenz angepasst. Tritt eine Wirkung ein, die aber nicht lange genug anhält, wird auf eine höhere Potenz zurückgegriffen. Kommt es zu einer starken Erstverschlimmerung, kann auch antidotiert werden, also ein Gegenmittel gegeben werden. Für die verschiedenen Einzelmittel werden in den Materia medicae spezifische Antidote genannt. Campher ist als Antidot sehr breit wirksam.

Hochpotenzen werden als Einmalgabe verabreicht, meist 5 Globuli, und dann zuerst das Ansprechen und die Dauer der Wirkung beobachtet. Erst bei Nachlassen der Wirkung wird erneut gegeben, eventuell auch in angepasster Potenz.

Patienten, die mit starken Erstverschlimmerungen reagieren, werden gerne mit LM-Potenzen behandelt. Diese LM-Potenzen werden meist 2- bis 3-mal am Tag gegeben und haben eine sanftere Wirkung.

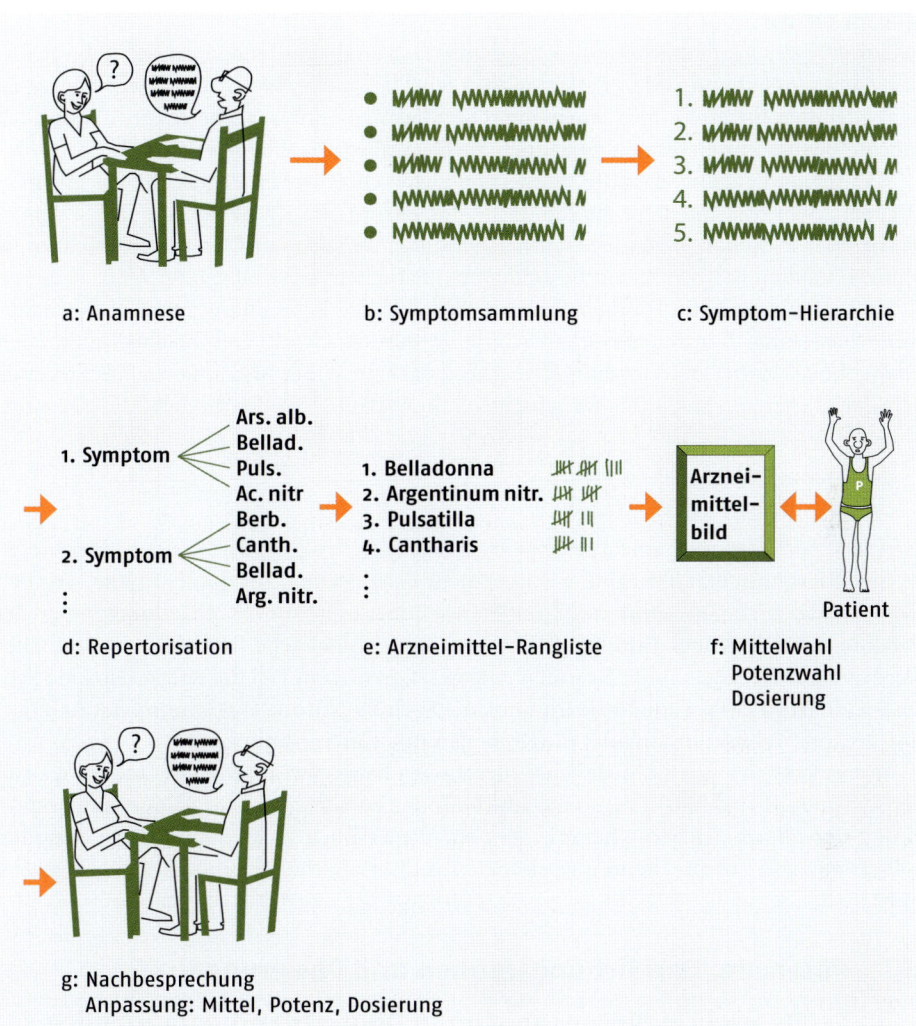

Abb. 1.3 Die Konstitutionsbehandlung

Arzneimittelbild und Materia medica
Das Arzneimittelbild ist eine Monographie zur Beschreibungen der Eigenschaften und Einsatzgebiete eines homöopathischen Mittels. Die Kenntnisse über diese charakteristischen Merkmale der Mittel werden durch die Arzneimittelprüfung am Gesunden und Erfahrungen aus der Toxikologie gewonnen, wie in ▶ Kapitel 1.2.2 beschrieben.
Die Sammlung von solchen „Einzelmittel-Monographien" nennt man in der Homöopathie Materia medica. Es gibt verschieden umfangreiche Materiae medicae, eine sehr bekannte kurz gehaltene ist das „Handbuch der homöopathischen Materia medica", zusammengestellt von William Boericke, eine recht umfangreiche ist „Der Neue Clarke" in 10 Bänden.

Miasmenlehre

Dieser Weg der Arzneimittelfindung orientiert sich an tiefgreifenden und oft alten Belastungen des zu behandelnden Patienten und wird besonders bei chronischen, schwer zu behandelnden Erkrankungen eingesetzt. Die Miasmenlehre ist recht umstritten und ich möchte sie hier nur erwähnen, um Ihnen die Grundbegriffe darzustellen.

Hahnemann glaubte, dass die Wurzel von vielen chronischen Erkrankungen in einem „Urübel", dem Miasma, liegt. Er sah darin eine chronische Krankheit, die durch Ansteckung oder Erbschaft weitergegeben wird und von der sich der Organismus nicht ohne Hilfe von außen befreien kann. Besonders bei Patienten mit Krätze oder einer früheren Krätzeerkrankung hatte Hahnemann Probleme bei der Behandlung mit den normalerweise passenden homöopathischen Arzneimitteln. Auch die Geschlechtskrankheiten Gonorrhoe (Tripper) und Syphilis (Lues) verursachten seiner Meinung nach tiefliegende Schwierigkeiten, die nicht mit den gängigen homöopathischen Methoden zu fassen sind.

> **Psora** = das Krätze-Miasma
> **Sykose** = das Gonorrhoe-Miasma

In der miasmatischen Therapie wird versucht festzustellen, ob durch Krätze, Tripper, Syphilis oder auch neu definierte Miasmen wie Tuberkulose und Krebserkrankungen des Patienten oder in seiner Familiengeschichte eine miasmatische Belastung vorliegt. Hier werden dann die sogenannte Nosoden eingesetzt, in diesem Fall die Krätze-Nosode Psorinum, die Tripper-Nosode Medorrhinum, die Syphilis-Nosode Syphilinum, die Tuberkulose-Nosode Tuberkulinum oder die Krebs-Nosode Carcinosinum.

Homöopathen aus verschiedenen Generationen haben ihre eigenen Veränderungen an der Miasmenlehre gemacht und setzen die Nosoden entsprechend ein. Die genaue Besprechung der miasmatischen Therapie geht für dieses Buch zu weit und diese Nosoden sollten nur von entsprechend ausgebildeten und erfahrenen Homöopathen eingesetzt werden.

1.3 Potenzen, Darreichungsformen und Dosierungen

1.3.1 C-, D- und LM-Potenzen sind in Deutschland gebräuchlich

Nach dem Grad der Verdünnung je Potenzierungsschritt werden verschiedene Potenzierungsarten unterschieden: D-, C- und LM-Potenzen.

> **Potenzierungsarten**
>
> D-Potenzen: Je Potenzierungsschritt wird 1 : 10 verdünnt
> C-Potenzen: Je Potenzierungsschritt wird 1 : 100 verdünnt
> LM-Potenzen: Je Potenzierungsschritt wird 1 : 50 000 verdünnt

Potenzen, auch Verdünnungsstufen genannt, werden durch genau beschriebene Verfahren hergestellt. Für dieses, als Potenzieren bezeichnete Herstellungsverfahren sind im HAB, dem Homöopathischen Arzneibuch, und EuAB, dem Europäischen Arzneibuch, verschiedene Methoden genau erläutert. Je nach Ausgangsstoff und erwünschter Darreichungsform kommen unterschiedliche Verfahren und Hilfsstoffe bzw. Grundlagen zur

Herstellung der Urtinkturen, Lösungen oder Verreibungen und der „Verdünnung" in die nächsten Potenzen zur Anwendung. Hier hilft nur die Recherche im HAB und/oder EuAB.

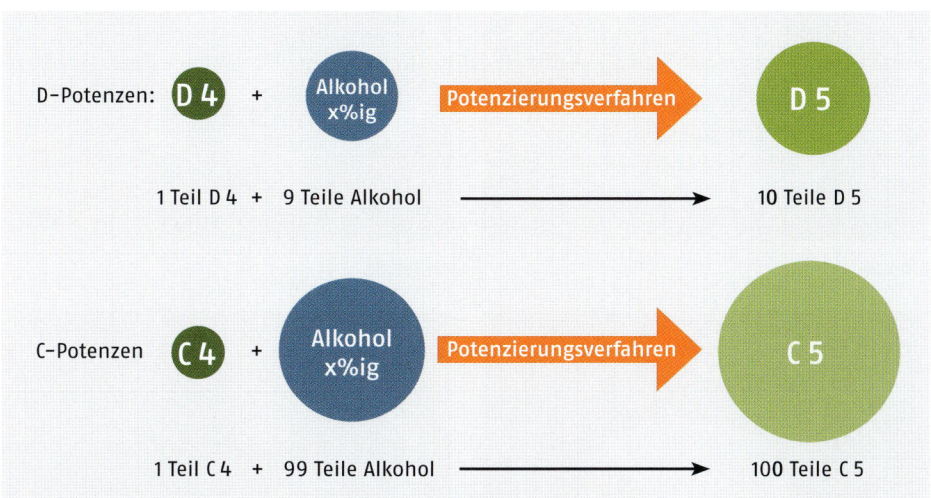

○ **Abb. 1.4** Herstellungsschema D- und C-Potenzen

Für die Selbstmedikation empfehlen sich besonders die D- und C-Potenzen von der Urtinktur bis zur 30. Verdünnungsstufe. Höhere Potenzen, z. B. eine D 100- oder C 1000-Potenz, werden als Hochpotenzen bezeichnet und sollten nur von erfahrenen homöopathischen Praktikern angewendet werden. Sie wirken auf die ganze Persönlichkeit und werden deshalb in der sogenannten Konstitutionstherapie eingesetzt. Dafür ist in der Regel eine mehrstündige Fallaufnahme, die Anamnese, notwendig. Nach der Bewertung und Hierarchisierung der gefundenen Symptome folgt ein langwieriges Recherchieren nach diesen Symptomen in sogenannten Repertorien, um das passendste Konstitutionsmittel zu finden. Genauere Information finden Sie im ▶ Kapitel 1.2.6 Abschnitt: Konstitutionelle Therapie.

1.3.2 Dilutionen, Globuli, Tabletten oder eine Trituration

Die homöopathischen Mittel gibt es in verschiedenen Darreichungsformen. In Tropfenform werden sie als Dilutionen bezeichnet, als kleine Saccharose-Kügelchen nennt man sie Globuli, Tabletten werden auch angewendet. Findet ein Pulver Anwendung, so spricht man von einer Verreibung oder Trituration. Manche Mittel gibt es auch in Ampullenform zur Injektionstherapie.

Die Tropfen sind durch den hohen Ethanolgehalt zwar gut haltbar, sollten aber Ex-Alkoholikern oder Säuglingen nicht empfohlen werden. Sie sind lange haltbar und laktosefrei.

Globuli sind wohl die problemloseste Darreichungsform, sie enthalten keinen Alkohol und keine Laktose. Auch Kinder und Tiere lassen sich Globuli leicht verabreichen, sie sind auch gut in Wasser löslich.

Tabletten wie auch die Triturationen haben als Grundlage den Milchzucker. Daher sollten diese nicht für Menschen mit Laktose-Intoleranz angewendet werden. Man kann die Tabletten gut im Mund zergehen lassen, ein leicht mehliger Geschmack bleibt zurück.

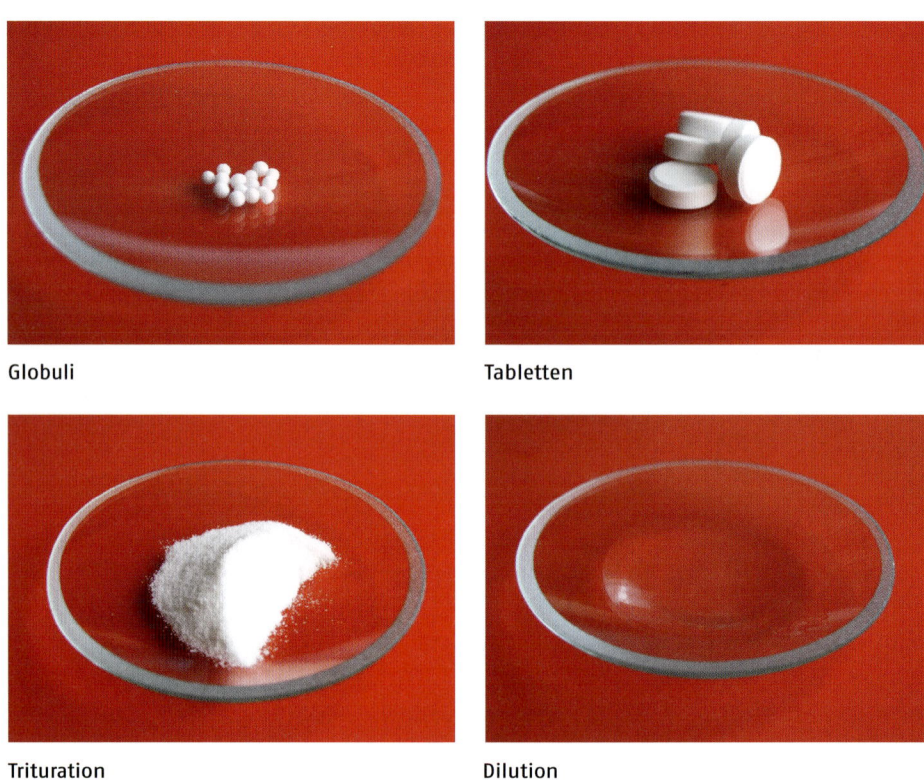

Abb. 1.5 Globuli, Dilution, Tabletten und Trituration

> **Umrechnung der Dosis von verschiedenen oralen Darreichungsformen**
> 5 Globuli = 5 Tropfen Dilution = 1 Tablette = 1 Messerspitze Trituration

Nicht jedes homöopathische Mittel ist in allen Potenzen und Darreichungsformen erhältlich. Das liegt zum Großteil bereits an den Herstellungsvorschriften des HAB. Um sich zu informieren, welche Potenzen bei den verschiedenen Mitteln erhältlich sind, ist zum Beispiel die Broschüre der DHU „Remedia Homöopathica – Verzeichnis homöopathischer Arzneimittel" sehr nützlich. Sie kann bei der DHU kostenlos bezogen werden und ist auch eine verlässliche Quelle, um verschiedene Bezeichnungen für ein und dasselbe Mittel zuordnen zu können. So ist z. B. Natrium muriaticum nur eine ältere Bezeichnung für Natrium chloratum. Das wohlklingende Stibium sulfuratum nigrum wurde früher unter dem Namen Antimonium crudum geführt; so gibt es noch allerlei andere Synonyme und damit auch die Notwendigkeit nachschlagen zu können.

1.3.3 Dosierung – Einzelgaben und Häufigkeit der Einnahme

Dosierung
Als Einzelgabe bei Schulkindern und Erwachsenen werden 5 Globuli, 5 Tropfen der Dilution, 1 Tablette oder 1 Messerspitze der Trituration angewendet. Bei Säuglingen und Kleinkindern sind 3 Globuli oder 3 Tropfen die angemessene Einzelgabe.

Schwangere und Stillende nehmen die normalen Erwachsenendosen. Patienten mit Schluckstörungen können auf die Tropfen zurückgreifen oder die Globuli in etwas Wasser zerfallen lassen.

Wirkdauer
Je höher die Potenz, umso länger ist die Wirkdauer. Daher werden niedrige Potenzen häufiger gegeben als höhere Potenzen. So kann es sein, dass ein Mittel in einer D 4 alle 15 Minuten gegeben wird, eine D 30 nur einmal am Tag und ein Mittel in der D 1000 nur als Einmalgabe! Die Hochpotenzen werden erst bei Nachlassen der Wirkung erneut gegeben.

Tipps für die Praxis
Dosierungshäufigkeit:
Urtinktur bis D6:
akut alle 15–30 Minuten eine Gabe, dann 3-mal täglich in der Nachbehandlung

D12:
akut alle 30–60 Minuten eine Gabe, dann 2-mal täglich bis zur völligen Genesung

D30:
akut stündlich oder zweistündlich, dann 1-mal am Tag

D100 und höher:
Einmalgabe, evtl. nach Wirkungsverlust wiederholen
Für C-Potenzen gilt dasselbe, LM-Potenzen werden 2- bis 3- mal täglich angewendet.

Abweichend davon wird Aconitum und Belladonna in der D 30 bei frisch aufgetretenen Krankheitserscheinungen folgendermaßen dosiert:
Aconitum D 30: 3 Gaben im Abstand von je 2 Stunden
Belladonna D 30: 3 Gaben im Abstand von je 12 Stunden

1.3.4 Was ist bei der Einnahme zu beachten?

Es existieren unterschiedliche Meinungen wie streng man bei der Einnahme von homöopathischen Mitteln in Bezug auf weitere Nahrungsmittel und Genussgifte sein soll. Sehr bekannt ist die Wirkung von Campher als Antidot. Campher wirkt auch in seiner potenzierten Form der Wirkung von anderen homöopathischen Mitteln entgegen und kann gezielt als Antidot eingesetzt werden. Daher sollte unter allen Umständen auf die Benutzung von campherhaltigen Mitteln während der Behandlung verzichtet werden. Auch ätherische Öle, wie Eucalyptus- oder Pfefferminzöl, und Kaffee stehen unter dem Verdacht, die Wirkung von homöopathischen Mitteln abzuschwächen, raten Sie also den Patienten zum Verzicht auf diese Stoffe, zum Beispiel auch auf Pfefferminz- oder Kamillen-Tee (siehe auch Info-Kasten).

Tipps für die Praxis
Wann und wie einnehmen?
Homöopathische Arzneimittel werden am besten in etwas Abstand zum Essen eingenommen, damit sie ungestört ihre Wirkung entfalten können. Ein guter Tipp ist die Einnahme mindestens 30 Minuten vor dem Essen. Das Arzneimittel sollte eine Weile im Mund bewegt werden, damit es seine Wirkung voll entfalten kann. Falls der Patient weitere, vom Arzt verordnete Medikamente einnehmen muss, sollte auch zu diesen ein zeitlicher Abstand eingehalten werden.

Verkleppern:
Als Alternative zur direkten Einnahme der homöopathischen Mittel können auch in einem sauberen Glas 1 bis 5 Globuli mit Leitungswasser oder stillem Mineralwasser verrührt werden. Davon wird dann ein Teelöffel (Plastik) einige Zeit im Mund bewegt und dann geschluckt, die Reaktion hierauf wird beobachtet. Nach 10 bis 60 Minuten kann dann noch einmal mit einem Plastiklöffel verkleppert werden, indem die Lösung 10-mal mit dem Löffel hin- und hergeschlagen wird. Dann wird wieder ein Teelöffel eingenommen, dies kann tagsüber so weitergeführt werden. Die Lösung ist nur für einen Tag haltbar, daher eignet sich die Methode hauptsächlich zur Behandlung von akuten Erkrankungen.

Metalllöffel? Pfefferminz-Tee? Kaffee? Zahnpasta?
Zur Einnahme wird ein Plastiklöffel empfohlen, weil in manchen Fällen ein Metalllöffel die Wirkung vermindern soll. Die Einnahme von Produkten, die ätherisches Öl oder Menthol (besonders bekannt vom Pfefferminz-Tee) enthalten, sollte für die Dauer der Behandlung vermieden werden. Campher wirkt als Antidot und schwächt die Wirkung vieler homöopathischer Mittel stark ab, deshalb sollten auch campherhaltige Mittel gemieden werden, z. B. Salben zur Inhalation und Einreibung bei Erkältungen.
Was den Kaffee-Genuss angeht herrschen unterschiedliche Meinungen. Wenn möglich sollte auf den Genuss von Kaffee während der homöopathischen Behandlung verzichtet werden.
Viele Zahnpasten enthalten Menthol, Pfefferminzöl oder Campher. Während der Behandlung soll der Patient auf eine Homöopathie-verträgliche Zahnpasta umsteigen. Das ist z. B. elmex® mentholfrei der Firma Gaba oder die Sensitiv Zahncreme Sole von Dr. Hauschka®.

Homöopathische Mittel auf Reisen
Auch homöopathische Mittel müssen vor extremen klimatischen Einflüssen bewahrt werden – sie werden trocken und lichtgeschützt gelagert und transportiert.
Damit der eventuell schädliche Einfluss von Röntgenstrahlen abgewendet wird, kann man spezielle Etuis mit Metallschutz benutzen, um die Mittel bei Flugreisen zu schützen. Noch besser ist die Mitnahme im Handgepäck und die Bitte an das Bodenpersonal, die Homöopathika nicht in den Röntgen-Scanner legen zu müssen.

Vorsichtsmaßnahmen in Schwangerschaft und Stillzeit
Um die Möglichkeit einer toxikologischen Wirkung von homöopathischen Mitteln von vorneherein auszuschließen empfehle ich Ihnen für Schwangere und Stillende nur Potenzen ab der D 6 und höher einzusetzen. In diesen Potenzen ist nur so wenig von der verwendeten Ausgangssubstanz enthalten, dass keine schädigende Wirkung mehr möglich ist. In 10 g Globuli, also einem ganzen Fläschchen, ist bei der D 6-Potenz nur noch 0,01 mg Ausgangssubstanz enthalten. Ein Gramm Globuli der Größe 3 entspricht ca. 120

Kügelchen. Sollte die Schwangere also täglich 120 Globuli einnehmen, was einer sehr hohen Dosierung entspräche, würde sie bei der D 6 eine Stoffmenge der Ausgangssubstanz von 0,001 mg aufnehmen.

Bei sehr toxischen Ausgangsstoffen und Schwermetallen können Sie sicherheitshalber auch Potenzen ab der D 12 empfehlen. In dieser Potenz wären sogar die stärksten bekannten Gifte, wie zum Beispiel das Botulinustoxin, nur noch in so kleinen Mengen enthalten, dass keine schädigende Wirkung mehr zu befürchten ist.

1.4 Einzel- oder Komplexmittel?

1.4.1 Einzelmittel in der klassischen Homöopathie

Samuel Hahnemann, der Entdecker der Homöopathie, arbeitete ausschließlich mit Einzelmitteln, sein System wird „Klassische Homöopathie" genannt. Diese Arbeit mit nur jeweils einem Mittel ist besonders genau auf ein bestimmtes Symptomen- und Persönlichkeitsbild ausgerichtet. Vorteilhaft ist die maßgeschneiderte Therapie und die Möglichkeit tiefgreifend harmonisierend auf die Konstitution einer Person einzuwirken. Dies gilt insbesondere für Einzelmittel, die in höheren Potenzen – beginnend mit der D oder C 30-Potenz – eingesetzt werden.

Manchmal ist es nicht einfach, genau das richtige Mittel zu finden; es bieten sich mehrere an oder bei jedem Mittel gibt es Symptome oder Wesenszüge, die nicht auf die entsprechende Person zutreffen. Das macht es dann schwierig das richtige Mittel zu wählen, manchmal benötigt selbst ein erfahrener Homöopath mehrere Versuche bis das richtige Einzelmittel, Simile genannt, gefunden ist.

Wird nur eine akute, recht klar umschriebene Gesundheitsstörung mit einem Einzelmittel behandelt, müssen nicht alle Details zur Persönlichkeit des Patienten mit dem Arzneimittelbild übereinstimmen. Hier reicht die möglichst genaue Übereinstimmung der organbezogenen Symptome mit dem Arzneimittelbild und das Mittel wird nur in niedrigen Potenzen bis max. D oder C 30 eingesetzt. Daher gibt es für bestimmte Beschwerden auch bewährte Einzelmittel. Andersherum gesagt helfen Einzelmittel häufig auch bei akuten Beschwerden, diese werden dann auch „bewährte Indikationen" genannt.

In der Apotheke kann mit diesen bewährten Indikationen gearbeitet werden. Tiefgreifendere oder komplexere Gesundheitsstörungen machen eine Konstitutionsbehandlung erforderlich, die den Rahmen der Selbstmedikation sprengt und erfahrenen Homöopathen vorbehalten ist.

1.4.2 Mittelmischungen in der Komplexhomöopathie

Komplexhomöopathische Mittel sind Mischungen von Einzelmitteln. Anhänger der Klassischen Homöopathie haben nicht selten Probleme mit dem Einsatz von Mischungen homöopathischer Arzneimittel. Dieses Mischen würde dem Ähnlichkeitsprinzip widersprechen. Hierbei könnte man einwenden, dass bisher keine Nebenwirkungen von Homöopathika bekannt sind und daher keine Gefahren von unnötig verabreichten Mitteln auszugehen scheinen. Sollten also in einem Komplexmittel auch nicht benötigte Substanzen enthalten sein, schadet dies dem Patienten zumindest nicht.

Den Grundstein für die Anwendung solcher Gemische legte ein italienischer Arzt, Graf Mattei (1809–1869). Er experimentierte mit Mischungen von homöopathischen Einzelmitteln und stellte fest, dass die gleichzeitige Anwendung unterschiedlicher Mittel, die jedoch in eine ähnliche Wirkungsrichtung gehen, die Therapie vereinfachen kann.

Professor Bürgi aus Bern (1872–1947) untermauerte die Komplexhomöopathie mit einem theoretischen Fundament. Er formulierte die sogenannte Mischungsregel wie folgt: „Zwei Substanzen, welche dasselbe Krankheitssymptom beseitigen, addieren sich in ihren Wirkungen, wenn sie gleiche Angriffspunkte haben. Sie potenzieren sich in ihren Wirkungen, wenn sie verschiedene Angriffspunkte haben."

Dabei können diese Einzelmittel in unterschiedlichen Potenzen Verwendung finden und der mengenmäßige Anteil variieren. Das ergibt unendlich viele Möglichkeiten solche Mischungen herzustellen. Das ideale Einsatzgebiet dieser Komplex-Homöopathika ist die Behandlung von akuten, eher organbezogenen Beschwerden. So kann man zum Beispiel die 5 bewährtesten Mittel für Erkältungsschnupfen in den entsprechenden Potenzen mischen und damit ein recht breit wirksames Mittel für Schnupfenbeschwerden bei erkälteten Patienten schaffen.

In der Selbstmedikation ist der Einsatz von Komplex-Homöopathika daher recht einfach und erscheint nach meinen bisherigen Erfahrungen auch unproblematisch.

Tipps für die Praxis
Einzelmittel
Einzelmittel wenden Sie am besten dann an, wenn die Beschwerden genau umschrieben sind und mit dem bewährten Einsatzgebiet eines Mittels gut übereinstimmen. Das erfordert einiges an Wissen über die Einzelmittel oder zumindest ein engagiertes Nachfragen beim Patienten und Nachschlagen in der entsprechenden Literatur.

Komplexmittel
„Homöopathie-Anfängern" fällt die Empfehlung von Komplexmitteln leichter. Das Beschwerdebild muss nicht ganz so genau erforscht werden und meistens ist der Erfolg trotzdem gut. Natürlich ist es auch hier notwendig abzuklären, ob ein Arztbesuch notwendig ist.

1.5 Homöopathische Selbstbehandlung bei akuten und chronischen Erkrankungen

Die homöopathische Selbstmedikation eignet sich hauptsächlich für akute Beschwerden, die genau umrissen und eher organbezogen sind. Wann eine Erkrankung „organbezogen" ist, lässt sich am besten so erläutern:
Der Mensch als Ganzes besteht aus unterschiedlichen Anteilen, in unserer westlichen Anschauung aus Körper, Geist und Seele. Dieses Modell geht vom materiellsten Anteil unseres Wesens aus, dem Körper, und beschreibt dann die feineren Anteile, den Geist und die Seele. Diese drei Anteile beeinflussen sich gegenseitig, wobei seelische und geistige Disharmonien die tiefgreifenderen Ursachen darstellen.

1.5.1 Organbezogene Beschwerden

Liegen hauptsächlich körperliche Beschwerden vor, wie zum Beispiel bei einer Prellung oder einem Bienenstich, kann gut mit homöopathischen Mitteln in der Selbstmedikation behandelt werden. Auch manche geistigen Probleme, die auf einem konkreten Anlass beruhen und nicht lang andauernd bestehen, können in der Selbstmedikation behandelt werden, es handelt sich um akute Probleme.

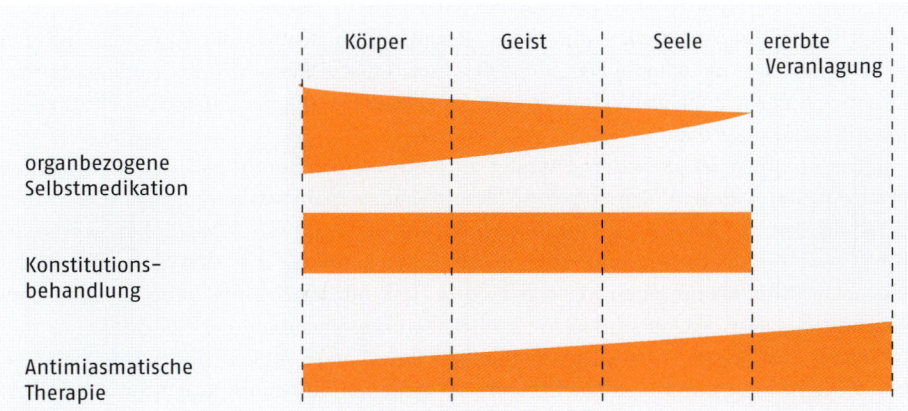

Abb. 1.6 Wirkebenen der organbezogenen Selbstmedikation versus Konstitutionsbehandlung

1.5.2 Konstitutionelle oder chronische Beschwerden

Auch wenn wir die Anteile unseres Wesens mit Körper, Geist und Seele bezeichnen sind diese Teile doch eng miteinander verknüpft und beeinflussen sich gegenseitig. Besonders unsere seelisch-spirituellen Mängel und Disharmonien, wie auch unsere Gedankenmuster und Prägungen, beeinflussen das Wohlbefinden und die Gesundheit – auch des Körpers – enorm.

Solche tiefgreifende Dysbalancen in den feineren Wesensanteilen äußern sich auf vielgestaltige Weise. So kann zum Beispiel tief verwurzelter Zorn und eine Veranlagung zu Wut immer wieder zu Entzündungen im Körper führen oder Ängste und mangelndes Urvertrauen können Übersäuerungen des Magens und Magengeschwüre verursachen. Konstanter Stress kann über Muskelverspannungen einen Bandscheibenvorfall begünstigen; wenn wir stark unter psychischem Druck stehen, kann dies den Blutdruck erhöhen und vieles mehr. Die Zusammenhänge sind in der psychosomatischen Medizin wohlbekannt und gut erforscht.

Sind wir also geistig-seelisch aus der Balance, drückt sich das durch immer wieder auftretende, oft auch wechselnde Beschwerden aus. In diesem Fall kann die Empfehlung eines homöopathischen Mittels nach bewährten Indikationen zwar manchmal eine Linderung der momentanen Beschwerden bewirken, die schwelende Ursache jedoch liegt viel tiefer und kann nicht so einfach beseitigt werden.

Hier sind auch die Grenzen der homöopathischen Behandlung in der Apotheke erreicht, solche weitreichenden Zusammenhänge können nur mit einer Konstitutionsbehandlung angegangen werden und dadurch auch tiefgreifende Heilung geschehen.

Die Anhänger der Miasmenlehre, siehe ▶ Kapitel 1.2.6, sehen bei manchen chronischen Erkrankungen noch grundlegendere Ursachen, die Miasmen oder Urübel. Diese können laut der Miasmenlehre sogar von den Vorfahren ererbt werden. Spricht der Patient auf gut ausgewählte Konstitutionsmittel nicht an, wird dann eine antimiasmatische Therapie eingeleitet, um das zugrunde liegende „Urübel" oder Miasma zu löschen.

1.5.3 Beratung zur Selbstmedikation in der Apotheke

Es gibt sehr nützliche Bücher, die für die Beratungssituation in der Apotheke hilfreich sind. Niemand kann sich alle Details zu den homöopathischen Mitteln merken, denn es gibt eine riesige Menge an Wissen zu den Einzelmitteln, die auch das Hirn eines erfahrenen Praktikers sprengt.

In der Apotheke ist besonders Literatur zum Einsatz von homöopathischen Mitteln bei bewährten Indikationen hilfreich. Eine kleine Materia medica, die prägnant das Arzneimittelbild der beschriebenen Homöopathika umreisst, ist ein zusätzliches, wertvolles Hilfsmittel. Einige Bücher enthalten beides: Indikationen mit den dazu passenden bewährten Mitteln und einen Materia-medica-Teil mit der Beschreibung der jeweiligen Einzelmittel. Diese Bücher sind besonders für den Einsatz auch im HV geeignet.

Werden zum Beispiel für eine schmerzhafte Erkrankung 5 verschiedene Mittel beschrieben, so kann man durch das Nachfragen der genauen Umstände wie Schmerzqualität, Schmerzlokalisation und Modalitäten meist das Geeignetste dieser fünf herausfinden. Dieses Mittel empfiehlt man dann in der beschriebenen Potenz. Die Darreichungsform richtet sich nach dem Alter, den Vorlieben und Unverträglichkeiten des Patienten. Bei der Dosierung wird berücksichtigt, wie akut die Beschwerden sind (Dosierungshäufigkeit) und wie alt der Patient ist (Einzelgabe). Natürlich spielt auch eine Rolle in welchen Darreichungsformen die empfohlene Potenz erhältlich ist. Dazu erhalten sie wichtige Grundlagen im
▶ Kapitel 1.3 Potenzen, Darreichungsformen und Dosierungen.

Allgemein gilt: Am besten die empfohlene Potenz verwenden, die Darreichungsform ist in der Homöopathie für die Wirkung nicht entscheidend.

> **Was sind Modalitäten?**
> Modalitäten geben wichtige Hinweise, ob ein Mittel besonders gut auf die beschriebenen Beschwerden ansprechen wird oder nicht. Diese „Begleitumstände" sind zum Beispiel:
> - die Körperseite, die meistens betroffen ist, links oder rechts. Apis hilft zum Beispiel besonders gut bei rechtsseitigen Beschwerden.
> - Uhrzeiten der Verbesserung und Verschlechterung. Zum Beispiel verschlechtern sich die Aconitum-Beschwerden häufig abends und nachts.
> - Wetterlagen, die Beschwerden verbessern oder verschlechtern. Causticum-Beschwerden verbessern sich zum Beispiel bei feuchtem, nassem Wetter und verschlechtern sich bei trockenem, kaltem Wetter.
> - Tätigkeiten oder Umstände. Wenn Ruhe alle Beschwerden verbessert, passt das zu Bryonia, verschlechtert Ruhe die Symptome, ist Arsenicum album passender.
>
> So gibt es für fast alle Mittel Modalitäten, die bei der Arzneimittelwahl eine Hilfe sind.

Verändert sich im Laufe der homöopathischen Behandlung das Krankheitsbild und passen die Symptome nun besser zu einem anderen Einzelmittel, sollte auf dieses umgestellt werden. Führt das erste Mittel nicht zum gewünschten Erfolg kann ein Zweites empfohlen werden; bleibt auch hier die Verbesserung aus, sollte man den Patienten auf einen Arzt oder homöopathisch versierten Heilpraktiker verweisen.

Bei manchen Patienten wechseln die Beschwerden häufig oder es liegen sehr komplexe Krankheitsbilder vor. Auch bei lange bestehenden, chronischen Beschwerden ist die Behandlung mit niedrigen Potenzen meist unzureichend wirksam. Hier werden die Patienten am besten zu einem erfahrenen Homöopathen verwiesen, dieser wählt nach ausführlicher Anamnese dann ein homöopathisches Konstitutionsmittel aus. Im Rahmen der Beratung zur Selbstmedikation mit homöopathischen Mitteln ist dies in der Regel nicht möglich.

1.5.4 Was ist zu tun, wenn die Einzelmittel nicht so richtig passen?

Sollten Sie bei den Einzelmitteln keine eindeutige Entscheidung treffen können ist es möglich zu einem Komplexmittel mit der entsprechenden Wirkungsrichtung zu greifen. Die verschiedenen Mittel sind so zusammengestellt, dass die Wahrscheinlichkeit eine Verbesserung zu erzielen recht groß ist.

1.5.5 Warum kann ein Mittel bei so vielen verschiedenen Indikationen eingesetzt werden?

> Die sehr häufig eingesetzten Mittel wurden in vielen homöopathischen Arzneimittelprüfungen untersucht. Da jedes Mittel auf den ganzen Menschen wirkt, traten viele verschiedene Prüfsymptome körperlicher, geistiger und seelischer Art auf. Diese Mittel können daher auch bei vielen verschiedenen Indikationen heilsam sein und werden als Polichreste bezeichnet.

Kapitel 2

2 Bewährte Indikationen

2.1 Erkältungskrankheiten

Diese Erkrankungen sind wohl die häufigsten Infektionskrankheiten des Menschen. Sie werden fast immer durch Viren ausgelöst und ein erwachsener Mensch erkrankt im Durchschnitt 2- bis 3-mal jährlich. Nicht nur eine Viren-Art ist dafür verantwortlich, sondern über 200 verschiedene aus unterschiedlichen Virusfamilien. Mit 40% lösen die Rhinoviren am häufigsten die Infekte aus. Alle Erkältungsviren verursachen ähnliche Symptome, wie Fieber, Halsschmerzen, Schnupfen und Husten, und benutzen als Eintrittspforte die Schleimhäute der oberen Atemwege.

So ist es nicht verwunderlich, dass in der Apotheke täglich Kunden auf Sie zukommen, um hilfreiche Präparate zur Vermeidung oder Linderung dieser Beschwerden zu kaufen. Hier sind homöopathische Arzneimittel bewährt, ihr Einsatz ist auch bei Schwangeren und Stillenden unproblematisch.

Vom grippalen Infekt abgrenzen muss man eine echte Virusgrippe, die von Influenza-Viren ausgelöst wird. Zwar sind die Symptome ähnlich, das Allgemeinbefinden ist aber stark eingeschränkt, extreme Mattigkeit und hohes Fieber sind Anzeichen dafür. Hier sollte beim Arzt abgeklärt werden, ob eine Influenza-Erkrankung vorliegt. Begleitend kann homöopathisch behandelt werden.

2.1.1 Schnupfen

Der Erkältungsschnupfen begegnet Ihnen alltäglich in Form schniefender Patienten, häufig auch mit beeinträchtigter Nasenatmung. Diese gesundheitliche Einschränkung ist eine harmlose Sache, jedoch durch die beeinträchtigte Nasenatmung für die Kranken recht lästig. Der Schlaf ist schlecht, da durch den Mund geatmet werden muss, dieser sehr austrocknet und mehr Schnarchgeräusche entstehen.

Wann sollten Sie zum Arztbesuch raten
Bei Schnupfenbeschwerden, die außergewöhnlich lange anhalten oder von starken Beeinträchtigungen wie Fieber, starken Kopfschmerzen, Lymphknotenschwellungen und

anhaltenden eitrigen Absonderungen begleitet werden, sollten Sie dem Patienten einen Arztbesuch empfehlen.

Der Weg zum passenden Mittel
Im Beratungsdiagramm können Sie mögliche Wege zu einer Empfehlung finden. Stellen Sie die entsprechenden Fragen und lassen Sie sich dadurch zum geeigneten Mittel leiten.

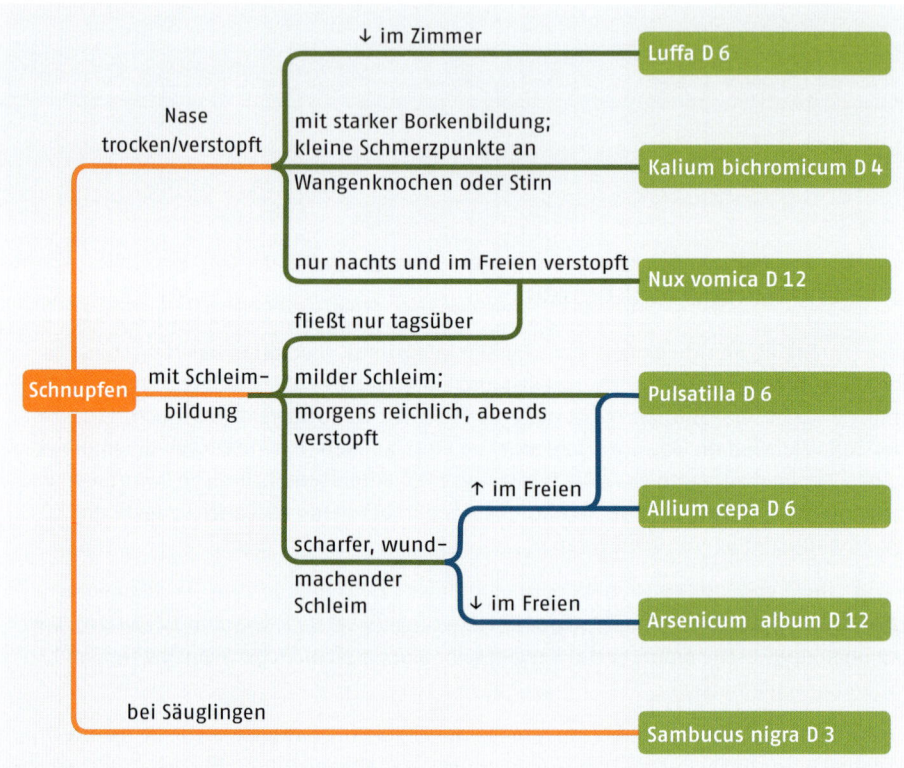

○ **Abb. 2.1** Beratungsdiagramm*: Schnupfen

Beratungsbeispiel
Herr Zink kommt mit einem gehörigen Schnupfen in die Apotheke. Er sagt: „Können Sie mir auch ein homöopathisches Mittel empfehlen?" Natürlich können Sie das, Sie sollten vorher allerdings ein paar Dinge abklären. Fragen Sie ihn, seit wann er denn diese Beschwerden hat. Er antwortet: „Seit gestern abend, davor war mir schon etwas kalt und ich musste mich auf dem Sofa beim Fernsehen zudecken." Nun wissen Sie, dass es sich um keine chronischen Beschwerden handelt, die vom Arzt abgeklärt werden müssten. Auch sollten Sie noch erfahren, welche zusätzlichen Beschwerden vorliegen, und ob diese eine Empfehlung zum Arzt notwendig machen. Herr Zink beschreibt aber nur das vorangegangene Kältegefühl und eine begleitende leichte Mattigkeit und Gliederschwere.

---

* Die Pfeile in den Beratungsdiagrammen weisen auf Umstände hin, welche die Beschwerden verbessern (↑) oder verschlechtern (↓).

Jetzt können Sie dazu übergehen die Fragen zur Auswahl des geeigneten homöopathischen Mittels zu stellen: „Herr Zink, ist Ihre Nase eher verstopft, oder müssen Sie sich häufig schnäuzen?" Er erwidert, seine Nase laufe wie ein Wasserhahn. Sie sehen, dass die Haut unterhalb der Nase wie auch die Nasenflügel rot und wund sind. „Ist der Schnupfen im Freien besser?" Der Kunde bejaht diese Frage. Damit haben Sie schon genügend in Erfahrung gebracht: Schnupfen mit Schleimabsonderung – wundmachend – besser im Freien.

Empfehlen Sie Herrn Zink Allium cepa D 6, egal ob Globuli, Tropfen oder Tabletten. Anfangs noch halbstündlich eingenommen, kann er bei Besserung auf die dreimalige Anwendung am Tag wechseln.

Tipps für die Praxis
Nasenspülungen
Schon seit Jahrhunderten werden Nasenspülungen in der traditionellen indischen Heilweise – dem Ayurveda – angewendet. Inzwischen zeigen auch wissenschaftliche Untersuchungen den Nutzen auf und die Erfahrungen vieler Patienten mit dieser Reinigung für den Innenraum der Nase sind meist positiv. Sehr nützlich erweist sich tägliches Spülen der Nase mit isotonischer Kochsalzlösung bei Schnupfen, Heuschnupfen und zur Vorbeugung von grippalen Infekten. Etwas höher konzentrierte Kochsalzlösung (mehr als 0,9 g NaCl auf 100 ml Wasser) wirkt abschwellend, entzieht der Schleimhaut jedoch auch Flüssigkeit und kann zu Reizungen führen.
Einfacher in der Anwendung ist fertig abgepacktes Salz, z. B. Emser® Nasenspülsalz, das pro Sachet genau die richtige Menge für eine Anwendung in der Emser® Nasendusche enthält.
Für preisbewusste Kunden können Sie auch künstliches Emser Salz empfehlen, welches sich über den pharmazeutischen Großhandel unter dem Namen „Sal Ems fact." beziehen lässt.

Beschreibung der Einzelmittel
Luffa D 6
Arbeiter in Luffa-Schwamm-verarbeitenden Betrieben hatten früher häufig mit Reizungen der Nasenschleimhäute zu kämpfen, dabei besonders mit einer trockenen Schleimhaut und eingeschränkter Nasenatmung – auch Stirnkopfschmerz, Müdigkeit und Reizbarkeit wurden beobachtet. Die Beschwerden sind in geschlossenen Räumen schlimmer.

So wird Luffa am besten bei Stockschnupfen und chronisch trockener Nase, evtl. mit Stirnkopfschmerz empfohlen. Luffa hilft auch bei Heuschnupfen.

Nux vomica D 12
Hier ist die Nase besonders nachts und im Freien verstopft, tagsüber fließt sie. Der Auslöser dieses Schnupfens ist oft trockene, kalte Luft. Meist juckt es in der Nase und man muss häufig niesen. Die Kranken sind kälteempfindlich und reizbar.

Auch für länger anhaltenden Schnupfen bei Kleinkindern ist Nux vomica zu empfehlen.

Kalium bichromicum D 4
Dicker, fadenziehender, grünlich-gelber Schleim wird ausgeschnäuzt, häufiges, heftiges Niesen tritt auf. Die Nase ist verstopft, mit starker Borkenbildung, und der Geruchssinn wie verschwunden.

Auch oft eingesetzt für lange anhaltenden Schnupfen bei Kleinkindern.

Pulsatilla D 6
Diese Patienten haben besonders abends eine verstopfte Nase, morgens reichlich milder, dicker, gelbgrüner Schleim. Der Geruchssinn ist beeinträchtigt und die Erkrankten haben ein gesteigertes Verlangen nach frischer Luft; auch der Schnupfen bessert sich an der frischen Luft.

Oft sind die Kranken eher weinerlich und trostbedürftig.

Arsenicum album D 12
Hier fließt der Schnupfen mit wundmachendem, wässrigem Sekret. Es brennt an der Oberlippe, den Nasenlöchern und in der Nase. Auch hier fühlt sich die Nase verstopft an, die Beschwerden sind im Freien schlimmer.

Begleitet werden die Beschwerden gerne von Frösteln, Unruhe, Erschöpfung und Ängsten.

Allium cepa D 6
Beim Zwiebelschneiden haben Sie sicher schon die Erfahrung gemacht, dass Augen und Nase durch die stechend-brennenden Ausdünstungen kräftig ins Fließen kommen können. Allium cepa, die Küchenzwiebel, wird bei sehr reichlichem und wässrigem Fließschnupfen mit scharfem, wundmachendem Sekret eingesetzt. Niesen tritt besonders beim Eintreten in ein warmes Zimmer auf, besser sind die Beschwerden im Freien. Auslöser ist oft nasskaltes Wetter und der Schnupfen findet als Begleiter Heiserkeit und Reizhusten.

Sambucus nigra D 3
Sambucus findet für Säuglingsschnupfen Anwendung. Die Nase ist verstopft, trocken oder mit weißlichem Sekret. Das Baby kann schlechter gestillt werden, weil es nicht gleichzeitig saugen und durch die Nase atmen kann. Auch nachts schläft es nicht so gut, weil es durch den Mund atmen muss.

Komplex-Homöopathika bei Schnupfen

Tab. 2.1 Schnupfen: Komplex-Homöopathika und Anwendungsgebiete

Präparat	Anwendung
Euphorbium comp. Nasentropfen SN Spray	bei Schnupfen mit beginnender Nasennebenhöhlenentzündung
Euphorbium comp. SN Tropfen	bei Schnupfen mit beginnender Nasennebenhöhlenentzündung
Naso-Heel SNT Tropfen	bei Schnupfen mit oder ohne Nasennebenhöhlenentzündung
Sinapis nigra N Oligoplex® Tropfen	bei Fließschnupfen
Sinupas® N Tropfen	bei Schnupfen mit Nasennebenhöhlenbeteiligung
Lymphdiaral® Basistropfen SL	bei Infekten der oberen Atemwege

2.1.2 Halsschmerzen

Halsschmerzen treten oft zu Beginn eines grippalen Infektes auf. Sie können, bei leichten Reizungen mit Kratzen und Kribbeln, nur eine geringe Befindlichkeitsbeeinträchtigung darstellen oder auch mit vereiterten Mandeln oder Seitensträngen und heftigen Schluckbeschwerden ein starkes Krankheitsgefühl verursachen.

Wann sollten Sie zum Arztbesuch raten

Lange anhaltende Halsschmerzen, wie auch starke Schluckbeschwerden mit eitrigen Belägen sollten ärztlich abgeklärt werden. Kommen außergewöhnliche Symptome hinzu wie hohes Fieber, geschwollene regionale Lymphknoten oder Ohrenschmerzen, sollte ebenso der Arzt hinzugezogen werden. Es könnte sich dann um eitrige Angina, Scharlach, Pfeiffer'sches Drüsenfieber oder eine andere schwerwiegende Erkrankung handeln.

Der Weg zum passenden Mittel

Im Beratungsdiagramm können Sie mögliche Wege zu einer Empfehlung finden. Stellen Sie die entsprechenden Fragen und lassen Sie sich dadurch zum geeigneten Mittel leiten.

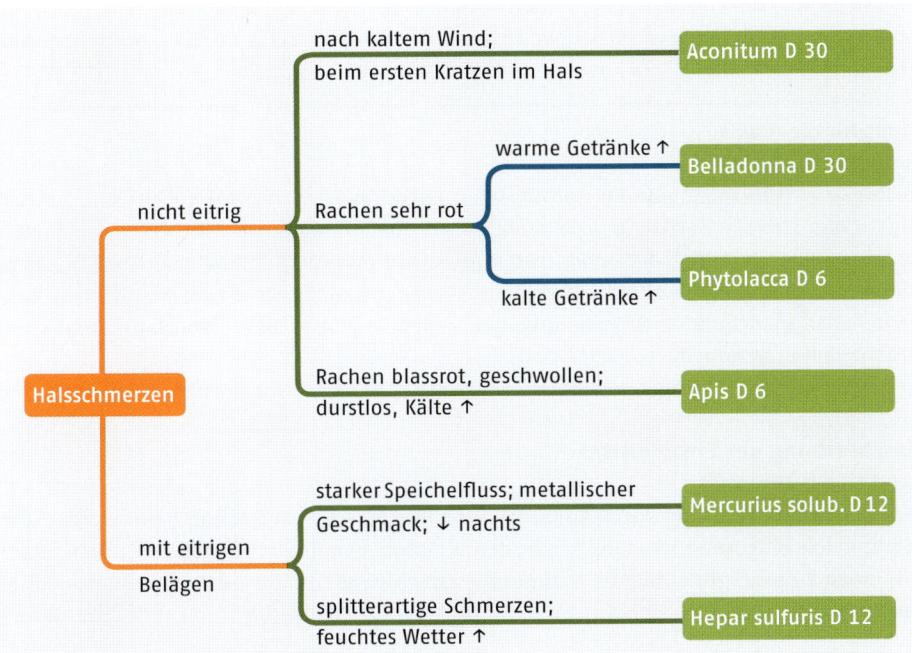

○ Abb. 2.2 Beratungsdiagramm: Halsschmerzen

Beratungsbeispiel

Frau Gaum kommt mit dem Wunsch nach einem Mittel gegen Halsschmerzen zu Ihnen in die Apotheke. Sie haken nach, wie lange die Beschwerden schon bestehen und ob die Reizung auf beiden Seiten vorhanden ist. Frau Gaum erklärt, dass sie ganz plötzlich, seit diesem Morgen Schluckbeschwerden hat, diese beidseitig recht stark sind und sie ja in der Schwangerschaft so vorsichtig wie möglich mit Medikamenten sein möchte. Das waren schon wertvolle Informationen für Sie. „Welche sonstigen Symptome haben Sie noch, Frau Gaum? Haben Sie Fieber oder eitrige Beläge auf den Mandeln?" Frau Gaum betont, dass sie sich sonst wohl fühlt, die Schluckbeschwerden aber sehr lästig sind und der Rachen, wie auch die Mandeln, stark gerötet sind. Auch habe sie ein trockenes Gefühl im Hals.

Viele Lutschtabletten für Halsschmerzen sind in der Schwangerschaft nicht geeignet, aber Sie können Frau Gaum mit gutem Gewissen ein homöopathisches Mittel empfehlen.

Um abzuklären welches homöopathische Mittel am besten geeignet ist, fragen Sie nun noch, ob ihr warme oder kalte Getränke besser bekommen. „Wenn ich etwas Warmes trinke, zum Beispiel Kräuter-Tee, tut das meinem Hals gut, wenn auch nur für kurze Zeit. Kalte Getränke meide ich lieber, sie verschlimmern eher mein Halsweh." Das genügt; in Gedanken rekapitulieren Sie die Schlüsselsymptome: plötzliche Beschwerden, intensiv – Gaumen und Mandeln hochrot – heiße Getränke bessern: Nun können Sie Frau Gaum für ihre Beschwerden Belladonna D 30 empfehlen. Sie soll im 12-stündigen Abstand jeweils 5 Globuli einnehmen und das insgesamt 3-mal. Hat das Mittel gut angesprochen, es ist aber noch ein Rest der Beschwerden da, kann Frau Gaum weiterhin 5 Globuli einmal am Tag einnehmen bis die Halsschmerzen ganz verschwunden sind.

Sollten sich die Halsschmerzen noch verschlimmern, eitrige Beläge entstehen, Lymphknoten anschwellen oder Fieber über 39 Grad, dann soll Frau Gaum doch noch zum Arzt gehen.

Tipps für die Praxis
Zunge schaben
Auch hier eine Methode aus der traditionellen indischen Heilweise, dem Ayurveda. Zur Reinigung der Zungenoberfläche wird morgens vor dem Zähneputzen die Zunge mit einem Zungenschaber gereinigt. Dies trägt zur allgemeinen Mundhygiene bei, hilft bei Ausscheidungsprozessen über die Zunge und vermindert manchen unangenehmen Mundgeruch. Zungenschaber, manchmal auch Zungenreiniger genannt, gibt es über den pharmazeutischen Großhandel zu beziehen.

Beschreibung der Einzelmittel
Aconitum D 30
Besonders bei Erkältung durch kalten Wind sollte dieses Mittel schon beim ersten Kratzen im Hals eingesetzt werden. Am besten 3 Gaben von 5 Globuli alle 2 Stunden. Dann nur noch 1-mal täglich, bis die Symptome verschwunden sind oder ein anderes Mittel angezeigt ist.

Belladonna D 30
Dieser Halsschmerz beginnt plötzlich und mit heftiger Intensität. Die Mandeln und der Rachen sind intensiv rot, die Schleimhäute sind eher trocken. Warme Getränke verbessern die Beschwerden kurzfristig. Hier geben Sie 5 Globuli in 12-stündigem Abstand, insgesamt 3-mal. Eventuell mit 1-mal 5 Kügelchen täglich nachbehandeln.

Phytolacca D 6
Wenn Phytolacca angezeigt ist, sind die Mandeln und der hintere Teil des Gaumens, der sogenannte weiche Gaumen, geschwollen und dunkelrot. Der Schmerz ist brennend und

heftig, er strahlt manchmal bis in die Ohren aus. Die Zunge kann hinten gelb belegt sein, die Zungenspitze ist rot. Nachts sind die Halsschmerzen besonders schlimm, kalte Getränke bessern.

Apis D 6
Auch hier sind Schwellungen von Gaumen und Mandeln besonders auffällig, sie sind ödematös und blassrot. Erinnern Sie sich an die pralle Schwellung, die ein Stich der Honigbiene, *Apis mellifica*, auslöst. Manchmal sagt der Patient, es fühle sich an wie ein Pflock im Hals. Beim Essen und Trinken fällt das Schlucken sehr schwer, der Durst fehlt, Mund und Hals sind trocken. Kalte Umschläge bessern, Wärme verschlechtert die Beschwerden.

Mercurius solubilis D 12
Bei anhaltenden, eitrig-belegten Mandeln kann zusätzlich zur ärztlichen Behandlung Mercurius solubilis helfen. Der Patient muss dauernd schlucken, das sticht dann bis in die Ohren. Der Speichel fließt stark und die Patienten haben großen Durst. Häufig wird ein übler Mundgeruch festgestellt und der Erkrankte hat einen metallischen Geschmack im Mund. Alles ist nachts und bei feuchtem Wetter schlechter.

Hepar sulfuris D 12
Auch Hepar sulfuris kann bei Halsschmerzen meist nur begleitend zur ärztlichen Behandlung empfohlen werden. Es treten eitrige und häufige Mandelentzündungen auf, Erkältungen ziehen sich lange hin und werden schlimmer. Manchmal schwellen die Halslymphknoten an. Die Patienten klagen über stechende Halsschmerzen, als ob eine Gräte oder ein Splitter im Hals steckte und haben Lust auf saure und scharf gewürzte Speisen. Hier bessern feucht-warme Umschläge und feuchtes Wetter.

Komplex-Homöopathika bei Halsschmerzen

Tab. 2.2 Halsschmerzen: Komplex-Homöopathika und Anwendungsgebiete

Präparat	Anwendung
Meditonsin® Tropfen	wenn ein grippaler Infekt mit Halsschmerzen beginnt
Lymphdiaral® Halstabletten	bei Infekten im Hals-Nasen-Rachen-Bereich
Tonsillopas® SL Tropfen	bei Pharyngitis
Arum triphyllum Pentarkan® Tropfen	bei Pharyngitis
Belladonna Pentarkan® H Tropfen	bei Tonsillitis
Angin-Heel® SD Tabletten	bei Tonsillitis
Mercurius-Heel® S Tabletten	bei vereiterten Mandeln

> **Tonsillitis und Pharyngitis**
> Die **Pharyngitis** ist eine Entzündung der Rachenschleimhaut (Pharynx = Rachen). Sie tritt als Begleiterscheinung von entzündlichen Prozessen im Hals-Rachenbereich in Erscheinung und hat meist eine virale Ursache. Der Rachenbereich ist gerötet, entzündet und ein Gefühl von Trockenheit begleitet die Beschwerden. Die Entzündung verursacht auch Halsschmerzen, die das Schlucken und Essen recht unangenehm werden lassen. Sind keine besonderen Begleitsymptome vorhanden ist eine Pharyngitis gut für die Selbstmedikation geeignet.
>
> Bei der **Tonsillitis** handelt es sich um eine Entzündung des lymphatischen Rachenrings, meist hauptsächlich der Gaumenmandeln (Tonsillen). Die Tonsillitis wird auch als Angina oder Mandelentzündung bezeichnet. Hier sind häufiger Bakterien, nämlich Streptokokken, im Spiel und ein Arztbesuch ist angezeigt. Plötzlicher Beginn meist mit hohem Fieber; geschwollene, gerötete Rachenmandeln, oft mit eitrigen Belägen und starke Schluckbeschwerden sind Kennzeichen der akuten Tonsillitis.

2.1.3 Husten

Husten tritt im Verlauf eines grippalen Infektes eher gegen Ende der Erkrankung auf. Zuerst ist dieser Husten meist unproduktiv, ein trockener Husten ohne Schleimauswurf. Später löst sich der Husten etwas mehr und es wird Schleim abgehustet.

Wann sollten Sie zum Arztbesuch raten

Wenn folgende Symptome auftreten, verweisen Sie den Patienten zum Arzt:

Fieber über 39 Grad Celsius; Atemnot bei Belastung oder in Ruhe; Schmerzen beim Atmen; blutiger oder eitrig-gelbgrüner Auswurf; Patienten mit schwerwiegenden Vorerkrankungen der Atemwege wie Asthma, COPD …; Husten, der länger als 2 Wochen anhält; Verdacht auf Husten, der durch Arzneimittel (z. B. ACE-Hemmer) ausgelöst wird.

Der Weg zum passenden Mittel

Mit Hilfe des Beratungsdiagramms können Sie zu einem geeigneten Mittel für die Selbstmedikation kommen (● Abb. 2.3).

Beratungsbeispiele

Frau Keuch betritt hüstelnd die Apotheke und fragt Sie um Rat bei der Behandlung ihres Hustens. Zuerst fragen Sie, ob noch weitere Beschwerden den Husten begleiten, wie Fieber, Atemnot, Schmerzen. Frau Keuch sagt: „Es ist einfach dieser lästige Hustenreiz. Nachdem ich letzte Woche mit Halsschmerzen, dann mit Schnupfen zu kämpfen hatte, ist mir nun dieser Husten übrig geblieben." Nun wissen Sie, dass es sich wohl um einen Husten in Verbindung mit einer Erkältung handelt. Damit haben Sie einige seltenere Ursachen, wie manche Arzneimittel, ausgeschlossen. Auch besteht der Husten erst wenige Tage und Frau Keuch hat kein Fieber oder starke Schmerzen. „Husten Sie auch Schleim ab oder ist der Husten bisher ganz trocken?", können Sie nun fortfahren. „Nun, bisher ist der Husten trocken und die Hustenanfälle sind sehr störend, manchmal so kurz hintereinander, dass es mich würgt. Immer wieder dieses Kitzeln im Hals, der fühlt sich so rau und trocken an, das kann ich einfach nicht unterdrücken."

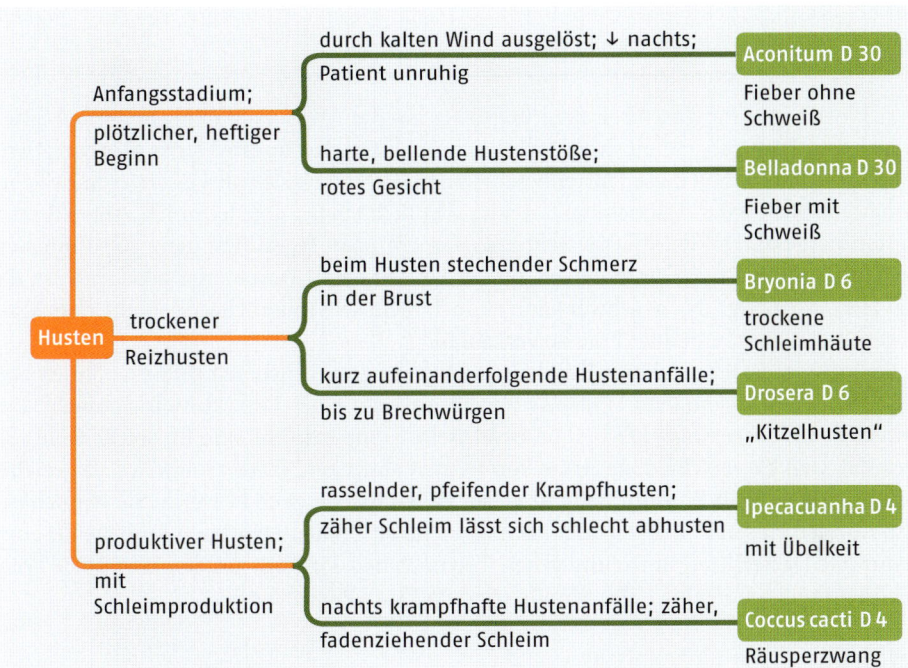

o **Abb. 2.3** Beratungsdiagramm: Husten

Nun haben Sie genug erfahren, um Frau Keuch ein homöopathisches Mittel empfehlen zu können. Drosera D 6 passt sehr gut zu den beschriebenen Symptomen: trockener Husten – kurz aufeinanderfolgende Hustenanfälle, krampfartig bis zum Brechwürgen – Kitzelhusten mit rauer Kehle.

„Frau Keuch, nehmen Sie Drosera D 6 Globuli, damit die Beschwerden schneller verschwinden. Anfangs noch stündlich 5 Kügelchen im Mund zergehen lassen, am besten mit etwas Abstand zum Essen. Wenn ihr Husten besser ist, genügt es 3-mal am Tag 5 Globuli einzunehmen, damit die Erkrankung vollends ausheilt."

Tipps für die Praxis
Kartoffelwickel empfehlen
Empfehlen Sie doch dem Patienten einen lindernden und schleimlösenden Kartoffelwickel: Dafür kocht man ca. 500 g Kartoffeln ungeschält bis sie weich sind. Diese Kartoffeln dann auf eine Hälfte eines Geschirrhandtuchs legen, die zweite Hälfte darüber schlagen. Dann die Kartoffeln mit Hilfe eines Schneidebretts zerdrücken. Diesen „Kartoffelpack" dann nochmals in ein Handtuch einschlagen und auf die Brust legen (vorher prüfen, ob es nicht noch zu heiß ist!!). Der Kartoffelwickel bleibt ungefähr eine halbe Stunde auf der Brust bis er abgekühlt ist.

Rauchern den Rauchverzicht nahe legen
Raucher entwickeln häufig besonders langwierige Bronchitiden und sind während einer Hustenerkrankung motivierter das Rauchen aufzugeben. Setzen Sie hier an und empfehlen Sie eine Raucherentwöhnung. Alle notwendigen Nicotinersatz-Präparate haben Sie ja zur Hand. Ob Nicotin-Inhaler, Pflaster, Kaugummis oder Lutschtabletten, die Substitutionsthera-

pie von Nicotin ist den Ex-Rauchern in der Anfangsphase eine echte Hilfe. Bekannte Marken sind z. B. Nicotenell®, Nicorette®, NiQuitin®.

Herr Wortkarg kommt an ihren Beratungsplatz mit den Worten: „Ein Hustenmittel bitte, aber meine Frau möchte ein homöopathisches Mittel". Sie fragen Herrn Wortkarg wie lange seine Frau schon diese Hustenbeschwerden hat und ob sie sonst noch irgendwelche Symptome wie Fieber, Halsschmerzen oder Ähnliches zeigt. „Sie hat mich wegen ihrem Husten hergeschickt, den hat sie schon so seit ein paar Tagen. Ein ganz gewöhnlicher Husten". Sie haken noch einmal nach, ob der Husten eher trocken oder produktiv ist, da sagt Herr Wortkarg: „Na so schwer kann es doch nicht sein mir ein homöopathisches Mittel gegen den Husten meiner Frau zu verkaufen."

Sie müssen einsehen, dieser Kunde ist nicht sehr gesprächsbereit und sie können auf diese Weise nicht genügend Hinweise für die Auswahl eines Einzelmittels sammeln. Da kommt Ihnen die rettende Idee: Homöopathische Komplexmittel sind für solche Fälle gut geeignet, weil sie verschiedene Arten von Husten abdecken. Es ist zwar keine so gezielte Behandlung wie mit Einzelmitteln, in vielen Fällen jedoch auch hilfreich. Sie empfehlen dem Kunden Husteel® Tropfen oder auch Bronchikatt® Tabletten je nach Vorliebe für eine bestimmte Darreichungsform und geben ihm noch den Tipp mit auf den Weg, seine Frau soll die Arznei schon eine halbe Stunde vor dem Essen einnehmen.

Beschreibung der Einzelmittel
Aconitum D 30
Plötzlich und recht heftiger Husten, besonders bei Erkältung durch kalten Wind. Wird der Husten auch von Fieber begleitet, ist es ein Fieber ohne viel Schwitzen. Der Patient ist unruhig und ängstlich. Nachts, besonders nach Mitternacht ist der Husten schlimmer, besser wird er durch frische Luft und beruhigendes Zureden. Hier werden 3 Gaben von 5 Globuli im 2-stündigen Abstand gegeben. Dann nur noch 1-mal täglich, bis die Symptome verschwunden sind oder ein anderes Mittel angezeigt ist.

Belladonna D 30
Auch dieser Husten beginnt plötzlich und stark. Harte, bellende, immer wiederkehrende Hustenstöße sind typisch. Bei Fieber ist das Gesicht rot und der Patient schwitzt. Abends und im Liegen ist der Husten schlimmer, ebenso beim Reden. Belladonna bewährt sich auch besonders gut bei Kindern. Geben Sie hier folgende Dosierungsanleitung:

Je 5 Globuli in 12-stündigem Abstand geben, das insgesamt 3-mal. Tritt Besserung ein, aber sind die Beschwerden noch nicht vollständig verschwunden, können noch weiterhin 5 Globuli täglich gegeben werden.

Bryonia D 6
Bryonia wird beim trockenen Husten eingesetzt. Manchmal wird ein stechender Schmerz in der Brust beim Husten beschrieben, der Patient muss sich beim Husten die Brust halten. Alle Schleimhäute sind trocken und die Patienten haben großen Durst. Beim Eintritt in ein warmes Zimmer wird der Husten schlimmer, auch durch sonstige Bewegung, Sprechen oder Essen.

Drosera D 6
Für heftige, kurz aufeinanderfolgende Hustenanfälle, die einem fast den Atem rauben, wirkt Drosera gut. Meist ist der Husten trocken, manchmal auch mit gelblichem Auswurf. Der krampfartige Husten kann zu Brechwürgen führen und ist gegen Mitternacht schlimmer, besser ist er tagsüber und im Freien.

Ipecacuanha D 4
Bei Ipecacuanha sind Übelkeit und Erbrechen häufig Begleiter von anderen Beschwerden. Dieser rasselnde und pfeifende Krampfhusten kann hiervon begleitet sein. Die Bronchien sind voll zähen Schleims, der sich kaum abhusten lässt. Nachts sind die Beschwerden schlimmer. Es kann auch zu Nasenbluten kommen.

Coccus cacti D 4
Zäher und fadenziehender weißlicher Schleim, der nur mit Mühe abgehustet werden kann und manchmal dabei bis zum Erbrechen führt, kennzeichnet den Coccus-cacti-Husten. Die krampfhaften Hustenanfälle treten bevorzugt nachts nach Mitternacht auf. Kitzeln in der Kehle zwingt zu dauerndem Räuspern. Auch Husten gleich nach dem Aufstehen und Husten durch Zähneputzen ist hier charakteristisch.

Komplex-Homöopathika bei Husten

Tab. 2.3 Husten: Komplex-Homöopathika und Anwendungsgebiete

Präparat	Anwendung
Husteel® Tropfen	Husten, z. B. bei Erkältung, Bronchitis
A-Bomin® Tropfen	bei Atemwegsinfekten, Reiz- und Krampfhusten, Bronchitis, Asthma
Bronchikatt® Tabletten	bei trockenem oder produktivem Husten
Tussistin S Tabletten	bei Reizhusten, festsitzendem Schleim
Sticta Pentarkan® Tropfen	bei akuter Bronchitis
Senega Pentarkan® S Tabletten	bei chronischer Bronchitis

2.1.4 Ohrenschmerzen

Ohrenschmerzen können recht unterschiedliche Ursachen haben. Ein häufiger, meist nicht schwerwiegender Grund liegt im Druckausgleich zwischen Mittelohr- und Umgebungsdruck. Damit dieser Druckausgleich stattfinden kann, haben wir einen mit Schleimhaut ausgekleideten Verbindungsschlauch zwischen Mittelohr und Nasen-Rachen-Raum, der Ohrtrompete, Eustachische Röhre oder Tuba auditiva genannt wird. Kommt es zu einem Verschluss dieser Verbindung kann ein Druckausgleich nicht stattfinden, mit der Zeit wird die Luft im Mittelohr resorbiert, ein Unterdruck entsteht und das Trommelfell wird schmerzhaft nach innen gezogen. Das geschieht gerne in Verbindung mit einer Schleimhautentzündung in Nasen-Rachen-Raum, die oft in Verbindung mit Halsschmerzen oder Schnupfen auftreten kann. Bei Flugreisen entsteht durch die großen Druckunterschiede bei Start und Landung Unter- bzw. Überdruck im Mittelohr mit daraus folgenden Ohrenschmerzen. Auch Tauchende, besonders noch Ungeübte, können sich durch diese Druckeffekte Schmerzen und sogar Schäden einhandeln.

Neben diesen Phänomenen, die durch mangelnden Druckausgleich entstehen, können Ohrenschmerzen noch vielfältige andere Ursachen haben, z. B. Entzündungen im äußeren Gehörgang, dem Bereich zwischen Ohrmuschel und Trommelfell. Auch Verletzungen können eine Rolle spielen, z. B. durch unsachgemäße Reinigung des Gehörganges.

Wann sollten Sie zum Arztbesuch raten
Sind die Ohrenschmerzen erst kürzlich, in Verbindung mit einer Erkältung entstanden, können Sie mit Tipps für die Selbstmedikation tätig werden. Zum Arzt sollten Sie den Patienten schicken, wenn Fieber über 39 °C, Erbrechen, starke Beeinträchtigung des Hörvermögens, Nackensteifigkeit oder Schmerzen beim Druck auf den Knorpel am Beginn des Gehörgangs auftreten. Auch bei sehr starken Ohrenschmerzen und Beschwerden, die länger als 2–3 Tage anhalten, sollten Sie zum Arztbesuch raten.

Der Weg zum passenden Mittel
Im Beratungsdiagramm können Sie mögliche Wege zu einer Empfehlung finden. Stellen Sie die entsprechenden Fragen und lassen Sie sich zum geeigneten Mittel leiten (o Abb. 2.4).

Beratungsbeispiel
Frau Dolores kommt in Begleitung ihres Sohnes in die Apotheke und verlangt ein Mittel gegen Ohrenschmerzen. Sie fragen für wen das Mittel bestimmt ist und wie genau sich der Krankheitsverlauf beschreiben lässt. „Mein Sohn hatte gestern seinen Drachen steigen lassen und hat den starken Herbstwind dafür genutzt. Heute morgen ist er dann mit Fieber aufgewacht und hat über Ohrenschmerzen geklagt. Außerdem ist er sehr unruhig und zappelig, er möchte nicht ruhig im Bett liegen, um sich auszukurieren." Für ihre homöopathische Empfehlung wissen Sie schon genug: schneller Krankheitseintritt – nach Luftzug, mit Fieber, Unruhe. Das deutet stark auf Aconitum hin. Klären Sie nun noch ab, ob der Sohn zum Arzt sollte: „Falls das Fieber über 39 Grad steigt, das Ohr sehr berührungsempfindlich wird oder Nackensteifigkeit bzw. eingeschränktes Hörvermögen hinzukommt, sollten Sie mit Ihrem Sohn zum Arzt gehen. Sie können schon mit der Behandlung selbst beginnen: Geben Sie Aconitum D 30 5 Kügelchen. Das wiederholen Sie 3-mal im 2-stündigen Abstand. Ist es dann schon etwas besser, aber noch nicht ganz weg, können Sie anschließend täglich 5 Globuli geben, bis die Beschwerden ganz verschwunden sind."

Tipps für die Praxis
Zwiebelsäckchen sind in der Naturheilkunde bei Ohrenschmerzen bewährt
Dafür werden 200–300 g Zwiebeln in feine Würfel geschnitten und sanft bei niedriger Hitze in einer Pfanne ohne Fett erwärmt. Diese erhitzten Zwiebelwürfel werden dann in ein dünnes Baumwolltuch eingeschlagen und mit einer Mütze oder einem Stirnband auf dem Ohr befestigt. Dabei vorsichtig prüfen, dass die Zwiebelpackung nicht zu heiß ist und Verbrennungen verursacht! Man kann dieses Zwiebelsäckchen bis zu einer Stunde auf dem Ohr belassen und das Ganze bis zu 3-mal täglich anwenden.

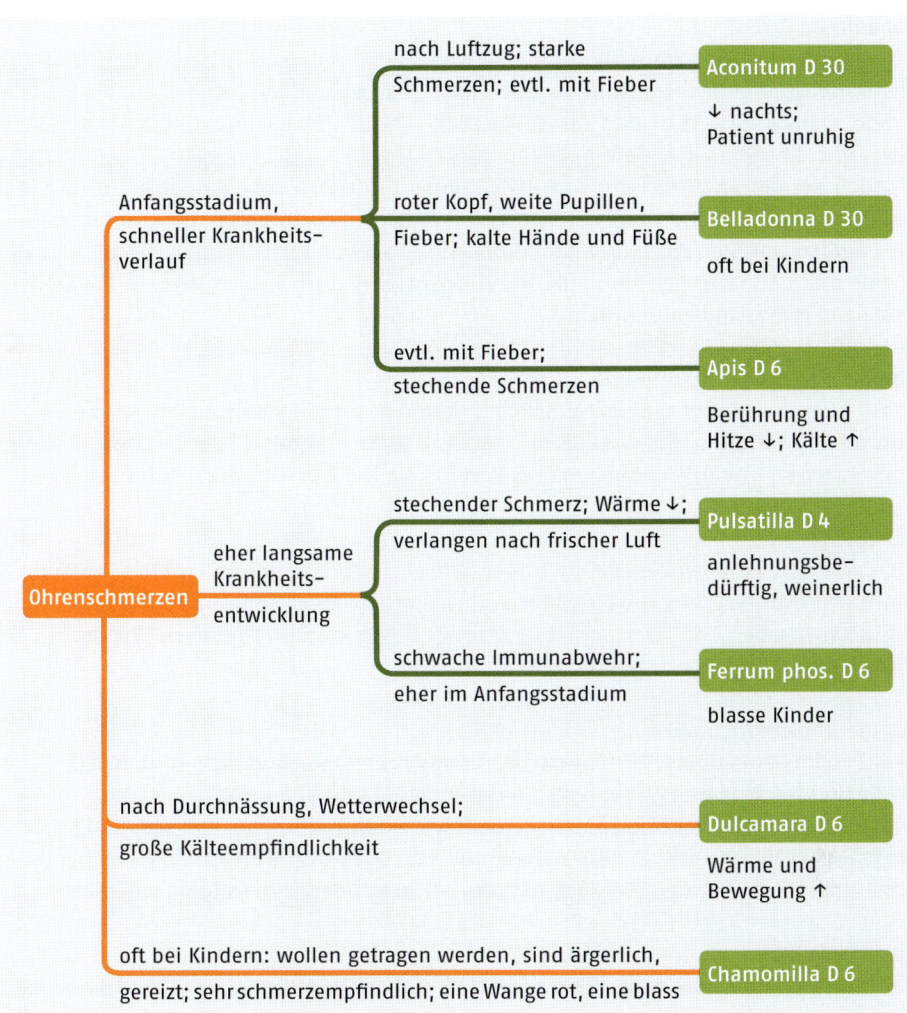

○ Abb. 2.4 Beratungsdiagramm: Ohrenschmerzen

Beschreibung der Einzelmittel
Aconitum D 30
Wir haben Aconitum schon bei der Behandlung von Schnupfen und Halsschmerzen kennengelernt. Auch bei Ohrenschmerzen ist Aconitum ein erprobtes Mittel, das zu Beginn einer Erkrankung eingesetzt werden kann. Es eignet sich hier besonders bei Beschwerden, die durch einen Luftzug ausgelöst worden sind, zum Beispiel bei windigem Wetter im Herbst oder Winter. Die Beschwerden treten charakteristischerweise plötzlich und intensiv auf. Werden die Beschwerden von Fieber begleitet, ist dies ein Fieber ohne viel Schwitzen. Die Patienten sind ängstlich und unruhig, alle Beschwerden sind nachts schlimmer.

Belladonna D 30
Belladonna ist eines der am häufigsten verwendeten homöopathischen Mittel. Schon bei Halsschmerzen und Husten konnten Sie einige Grundqualitäten von Belladonna kennenlernen. Ganz kurz gefasst sind diese: Plötzlich – Heiß – Rot – Pulsierend – Brennend – Sinne überempfindlich – Heftig.

Auch die Ohrenschmerzen vom Belladonna-Typ treten sehr plötzlich auf und sind stark. Oft begleitet Fieber mit viel Schweißbildung die Beschwerden, der Kopf ist rot und die Pupillen geweitet. Auch das Ohr kann heiß, gerötet und berührungsempfindlich sein. Hände und Füße dagegen sind kalt. Bei Kindern finden wir diesen Verlauf häufig, diese sind dann erregt und empfindlich.

Apis D 6
Die Ohrenschmerzen beginnen plötzlich und sind oft von Fieber begleitet, wie bei Aconitum und Belladonna. Sie werden als stechend oder brennend beschrieben. Hier verschlechtern warme Anwendungen und Berührung, Kälte bessert die Beschwerden.

Pulsatilla D 4
Ein rotes und geschwollenes Ohr finden wir auch oft bei Pulsatilla. Hier verläuft die Krankheit eher langsam, die Kranken sind weinerlich, anlehnungsbedürftig und verlangen nach frischer Luft. Der Schmerz wird als heftig stechend beschrieben und in der Wärme sind die Beschwerden stärker.

Ferrum phosphoricum D 6
Der Ferrum-phosphoricum-Patient ist etwas reaktionsschwächer und mit geringer Widerstandskraft. Diese Patienten sind daher häufig krank.

Die Entwicklung der Erkrankung verläuft wie bei Pulsatilla eher langsam und ist weniger heftig wie bei Aconitum oder Belladonna. Ferrum phosphoricum D 6 wird bei vielen Erkältungssymptomen im Anfangsstadium, bei langsamer Entwicklung, eingesetzt.

Dulcamara D 6
Kälteempfindliche Personen, die sich leicht erkälten, profitieren von Dulcamara. Nach dem Baden, der Durchnässung im Regen oder auch in Folge von Wetterwechsel stellen sich Ohrenschmerzen oder andere Erkältungssymptome ein. Diese reagieren gut auf Dulcamara. Wärme und Bewegung verbessern die Beschwerden.

Chamomilla D 6
Chamomilla ist ein viel verwendetes Mittel, besonders auch für Kinder. Die Patienten sind ärgerlich und gereizt, Kinder wollen herumgetragen werden. Eine Wange ist rot, die andere blasser und kälter. Die Reizempfindlichkeit ist erhöht und die Ohrenschmerzen werden als heftig und stechend beschrieben.

Komplex-Homöopathika bei Ohrenschmerzen

◘ **Tab. 2.4** Ohrenschmerzen: Komplex-Homöopathika und Anwendungsgebiete

Präparat	Anwendung
Aconitum Pentarkan® Tabletten	bei akuter Mittelohrentzündung
Otovowen® Tropfen	bei Mittelohrentzündung
Pulsatilla N Oligoplex® Tropfen	bei Mittelohrentzündung

2.1.5 Fieber

Fieber hilft unserem Immunsystem mit verstärkter Intensität gegen Krankheitserreger vorzugehen. Daher ist es nicht unbedingt förderlich jedes Fieber gleich im Keim zu ersticken und mit fiebersenkenden Mitteln zu dämpfen. Fieber sollte jedoch dann behandelt werden, wenn die Patienten bereits geschwächt sind oder das Fieber sehr hoch ist.

Wann sollten Sie zum Arztbesuch raten

Bei Fieber, das länger als 4 Tage anhält oder höher als 39,5 °C ist, sollten Sie zum Arztbesuch raten. Ebenso falls keine Ursache für das Fieber auffällt oder Säuglinge, Kleinkinder und schwerkranke Menschen davon betroffen sein. Es muss auch an meldepflichtige Erkrankungen wie Masern gedacht werden oder bei Reisenden an Tropenkrankheiten wie Malaria, Gelbfieber und andere schwerwiegende Erkrankungen.

Der Weg zum passenden Mittel

Im Beratungsdiagramm können Sie mögliche Wege zu einer Empfehlung finden. Stellen Sie die entsprechenden Fragen und lassen Sie sich zum geeigneten Mittel leiten (◘ Abb. 2.5).

Beratungsbeispiel

Frau Willruh kommt morgens in die Apotheke und möchte von Ihnen ein fiebersenkendes Mittel empfohlen bekommen. „Aber etwas Natürliches", fügt sie noch hinzu. Sie fragen, seit wann denn das Fieber besteht, wie hoch es ist und ob Frau Willruh noch weitere Beschwerden hat. „Vorgestern ist es doch nach den herrlichen Frühsommertagen plötzlich wieder so kalt gewesen, danach habe ich mich gleich etwas schwach gefühlt und leichte Halsschmerzen bekommen. Dann ist es mir mal kalt, mal zu heiß gewesen und als ich dann heute mit dem Thermometer meine Temperatur gemessen habe, hatte ich fast 39 °C Fieber. Am liebsten möchte ich mich nur hinlegen und alle sollen mich in Ruhe lassen."

Diese Beschreibung war schon recht genau und sie können mit den Angaben: langsame Entwicklung – nach Wetterwechsel von warm nach kalt – Verlangen nach Ruhe schon auf ein passendes homöopathisches Mittel schließen: Bryonia D 6.

„Ich empfehle Ihnen Bryonia D 6, ein homöopathisches Heilmittel, von dem Sie jetzt stündlich 5 Kügelchen einnehmen sollten. Ist das Fieber etwas gesunken, nehmen Sie das Mittel nur noch 3-mal täglich. Außerdem sollten Sie ungefähr 3 Liter am Tag trinken und wenn das Fieber in 2 Tagen nicht deutlich besser ist, müssen Sie noch einen Arzt aufsuchen", raten Sie der Kundin. „Auch Wadenwickel sind hilfreich, wenn Sie sich sehr erhitzt und geschwächt fühlen", runden Sie die Tipps für Frau Willruh ab.

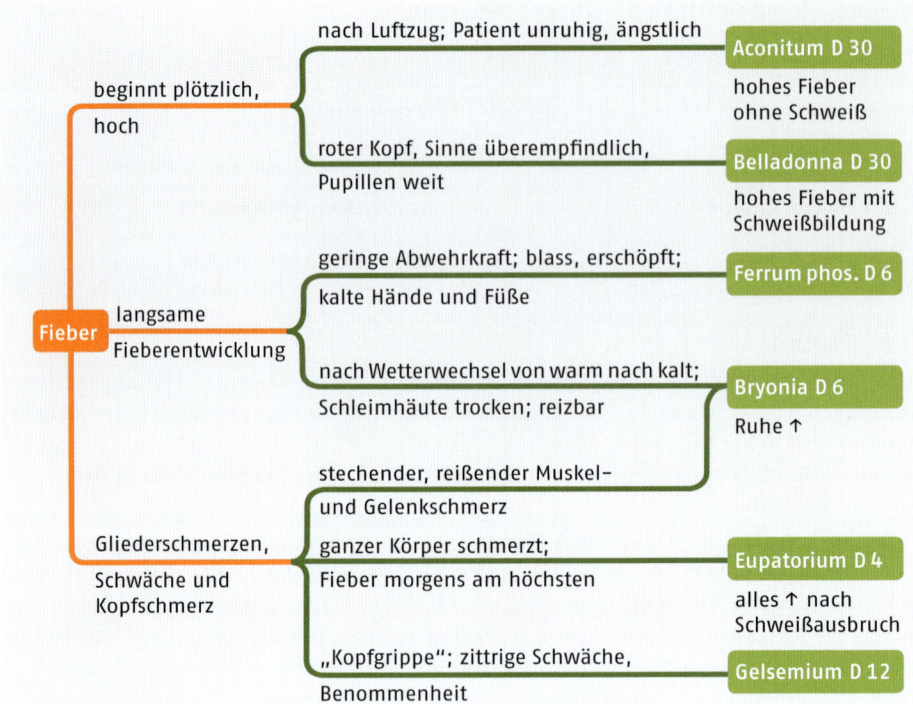

○ **Abb. 2.5** Beratungsdiagramm: Fieber

Tipps für die Praxis

Ansteigende Fußbäder bei erhöhter Temperatur um 38 °C
Um das Immunsystem zu unterstützen, können Sie bei erhöhter Körperkerntemperatur, oft begleitet von kalten Händen und/oder Füßen, ein ansteigendes Fußbad empfehlen: Beide Beine wenn möglich bis zu den Kniekehlen in einen Eimer eintauchen. Dieser sollte mit ca. 30 °C warmem Wasser gefüllt sein. Dann lässt man alle 1–2 Minuten etwas heißeres Wasser (ca. 65 °C) hinzufließen bis eine Temperaturerhöhung spürbar ist, um am Schluss 40–42 °C Wassertemperatur zu erreichen. Nicht länger als 15 Minuten durchführen und danach gut warm eingepackt ruhen. Einige Tassen heißen Holunder-Tee dabei trinken, um die „Schwitzkur" zu unterstützen und vor Flüssigkeits-Verlust zu schützen.
Nicht anwenden bei Venenproblemen, Herz-Kreislauf-Erkrankungen und Kindern unter 6 Monaten Lebensalter. Auch in der Schwangerschaft und während der Regelblutung ist diese Anwendung nicht empfehlenswert.

Wadenwickel bei Fieber ab 39 °C
Bei Fieber über 39 °C, besonders wenn es einige Zeit anhält und der Patient viel schwitzt und geschwächt ist, sind Wadenwickel als einfache und natürliche Hilfe zur Temperatursenkung empfehlenswert. Allerdings sollten diese Wadenwickel nur angewendet werden, wenn die Füße nicht kalt sind. Dazu werden zwei Handtücher in lauwarmes Wasser getunkt und dann gut ausgewrungen. Um jede Wade wickelt man ein solches, feuchtes Handtuch und umhüllt dann beide Waden mit einer Decke. Nach 15 Minuten kann man die Handtücher erneut in das lauwarme Wasser eintunken, auswringen und das Ganze wiederholen.

Beschreibung der Einzelmittel

Aconitum D 30
Aconitum ist das meistgebrauchte Erstmittel für plötzlich auftretendes, hohes Fieber. Das Gesicht ist gerötet, heiß und trocken. Die Extremitäten sind warm. Häufig kommt dieses Fieber vor, nachdem der Patient Zugluft ausgesetzt war. Unruhe und Ängstlichkeit begleiten die Beschwerden. Denken Sie an die besondere Art der Dosierung von Aconitum D 30: 3 Gaben in 2-stündigem Abstand.

Belladonna D 30
Belladonna-Fieber ist genauso akut und hoch wie bei Aconitum. Hier dominiert jedoch neben Hitze und rotem Kopf auch das Schwitzen. Hände und Füße sind meist kalt. Die Pupillen sind erweitert, die Augen glänzen und die Patienten sind überempfindlich auf alle Sinneseindrücke. Auch hier gibt es ein besonderes Dosierungsschema: 3 Gaben in 12-stündigem Abstand.

Aconitum oder Belladonna?

Aconitum	Belladonna
Fieber ohne Schwitzen	Fieber mit Schweiß
Hände und Füße warm	Hände und Füße meist kalt
großer Durst auf kaltes Wasser	durstlos

Ferrum phosphoricum D 6
Für Menschen mit geringer Widerstandskraft, blass und schnell erschöpft ist Ferrum phosphoricum kennzeichnend. Sie haben oft kalte Hände oder Füße und erröten plötzlich. Das Fieber entwickelt sich langsam, evtl. über mehrere Tage und wird von Erschöpfung begleitet.

Bryonia D 6
Hier entwickelt sich das Fieber auch eher langsam. Häufig beginnen die Beschwerden nach einem Wetterwechsel von warm nach kalt. Auffallend ist die Trockenheit aller Schleimhäute. Die Patienten sind reizbar und haben starkes Verlangen nach Ruhe. Ruhe verbessert dann auch die Beschwerden, ebenso wie kühle Anwendungen und frische Luft. Es kommen häufig stechende, reißende Muskel- und Gelenkschmerzen hinzu, die geringste Bewegung verschlechtert den Zustand.

Eupatorium D 4
Bei Eupatorium kommt ein starkes Zerschlagenheitsgefühl zum Fieber hinzu. Der ganze Körper ist schmerzhaft, das Fieber ist meistens morgens am höchsten und nach Schweißausbrüchen bessern sich die Beschwerden. Auch klopfende Kopfschmerzen können das Fieber begleiten.

Gelsemium D 12
Zittrige Schwäche begleitet viele Beschwerden, die auf Gelsemium ansprechen. Die Muskulatur fühlt sich an wie gelähmt, schwer und müde. Häufig kommt ein dumpfer Kopf-

schmerz oder eine Migräne mit Augenbeteiligung hinzu. Der Patient fühlt sich total entkräftet und ist sensibel und zaghaft.

Komplex-Homöopathika bei Fieber

◘ **Tab. 2.5** Fieber: Komplex-Homöopathika und Anwendungsgebiete

Präparat	Anwendung
Aconitum Pentarkan® Tabletten	bei fieberhaften Erkrankungen
Nisylen® Tabletten oder Tropfen	bei fieberhaften Infekten
Anovin Pflüger Tabletten	bei Fieber und Atemwegsinfekten
Eupatorium N Oligoplex® Tropfen	bei fieberhaften Erkrankungen

2.1.6 Heiserkeit und Stimmverlust

Heiserkeit ist ein häufiger Begleiter von grippalen Infekten. Diese Beeinträchtigung ist für Menschen mit „sprechenden" Berufen besonders störend, deshalb wird auch gerne in der Apotheke um Rat gefragt. Meist ist die Stimme nach wenigen Tagen wieder hergestellt. Während der Erkrankung sollte sie möglichst geschont werden.

Wann sollten Sie zum Arztbesuch raten

Bei andauernder Stimmveränderung oder Heiserkeit, die länger als eine Woche anhält schicken Sie den Patienten zur Abklärung zum Arzt. Bei Heiserkeit mit starken Schluckbeschwerden oder hohem Fieber sollte auch ein Arzt hinzugezogen werden.

Der Weg zum passenden Mittel

Im Beratungsdiagramm können Sie mögliche Wege zu einer Empfehlung finden. Stellen Sie die entsprechenden Fragen und lassen Sie sich dadurch zum geeigneten Mittel leiten (◘ Abb. 2.6).

Beratungsbeispiele

Frau Räusper fragt Sie mit tiefer Stimme um Rat, weil sie seit 2 Tagen heiser ist. Fragen Sie zuerst nach, ob noch weitere Beschwerden vorliegen, wie Fieber oder Schluckbeschwerden. „Mmh, Mmh, nein, sonst fühle ich mich ganz wohl. Ich muss mich, mmh, mmh, allerdings sehr häufig räuspern. Ich habe schon meine Stimme geschont und das Bonbon-Lutschen hat auch nichts gebracht", flüstert Frau Räusper. Fragen Sie noch, ob ihr ein Auslöser aufgefallen ist wie z. B. Überanstrengung oder Zugluft bzw. Abkühlung. „Mir ist nichts besonderes aufgefallen", antwortet Ihre Kundin. „Ist es denn morgens oder abends besonders schlecht?", fragen Sie. „Morgens ist es immer besonders schlimm, aber den ganzen Tag über könnte ich räuspern." Jetzt haben Sie genügend Informationen: morgens schlimmer – Räusperzwang – tiefe Stimme und kein besonderer Auslöser ist bekannt. Raten Sie Frau Räusper zu Causticum D 6.

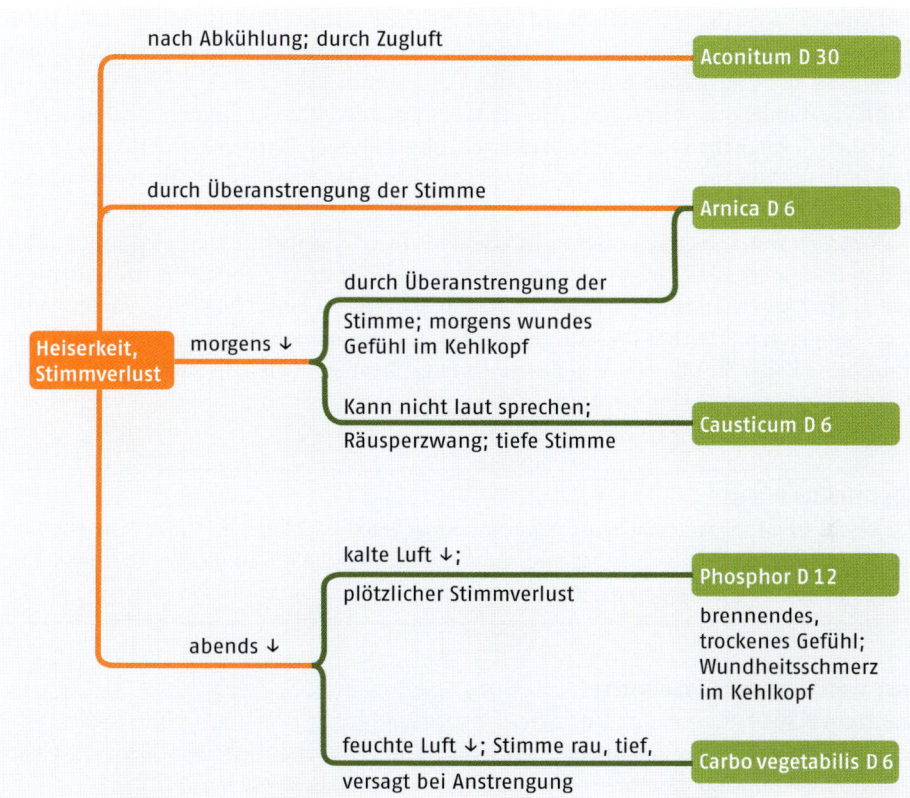

○ **Abb. 2.6** Beratungsdiagramm: Heiserkeit und Stimmverlust

Tipps für die Praxis
Wasserdampf-Inhalationen
Die Inhalation von Wasserdampf ist besonders in der kalten Jahreszeit eine Hilfe zur Selbsthilfe. Durch die gute Befeuchtung der Schleimhäute werden die Selbstreinigungsmechanismen unterstützt und Schleim verflüssigt.
Raten Sie den Patienten zu Wasserdampf-Inhalationen: In einem größeren Kochtopf 2–4 Liter Wasser zum Kochen bringen. Vom Herd nehmen und den Kopf darüber beugen, ein Handtuch über Kopf und Topf legen. Für ca. 5–10 Minuten ruhig und tief ein- und ausatmen. Raten Sie zu Vorsicht, damit es nicht zu Verbrennungen mit heißem Wasser oder Dampf kommt. Es gibt auch spezielle Dampf-Inhalatoren für die einfachere und sicherere Dampfinhalation, z. B. der Wick® Dampf Inhalator.
Zur Pflege der Rachenschleimhäute hat sich das Gurgeln mit einer Meersalz-Lösung bewährt oder alternativ können Sie auch Emser Salz® Pastillen zum Lutschen empfehlen (ohne Menthol, damit sie sich mit den homöopathischen Mitteln vertragen).

Herr Sprecher winkt Sie zu sich und haucht: „Ich habe eine leichte Erkältung und seit zwei Tagen bin ich auch heiser. Nun möchte ich gerne ein homöopathisches Mittel dafür ausprobieren." „Können Sie denn neben der Erkältung einen weiteren Auslöser für die Heiserkeit ausmachen, z. B. Überanstrengung der Stimme oder Zugluft?", fragen Sie nach.

Herr Sprecher flüstert: „Nein, es ist einfach so gekommen und ist immer am Abend besonders schlimm." Ihnen fällt auf, dass sich Herr Sprecher sehr häufig räuspern muss, das würde auf Causticum hinweisen, die Verschlimmerung am Abend allerdings auf Carbo vegetabilis oder Phosphor. „Hat kalte Luft oder feuchte Luft einen Einfluss auf die Heiserkeit?", versuchen Sie damit abzuklären, ob nicht doch Carbo vegetabilis oder Phosphor in Frage kommt. „Nein, da ist mir nichts aufgefallen, nur dass es abends schlimmer ist, dann kann ich keinen lauten Ton von mir geben und immer dieses Räuspern".

Sie stellen fest, dass Sie im Beratungsdiagramm so zu keiner eindeutigen Empfehlung kommen können, die Symptome passen auf keines der beschriebenen Einzelmittel eindeutig. Hier kommen Ihnen wieder die Komplexmittel zu Hilfe: Engystol® Tabletten. Sie empfehlen Herrn Sprecher dieses homöopathische Komplexmittel zu nehmen, und zwar immer eine halbe Stunde vor dem Essen. Anfangs kann er auch jede Stunde eine Tablette im Mund zergehen lassen, bei leichter Besserung reicht es dann, 3-mal am Tag bis zum vollständigen Abklingen zu behandeln.

Tipps für die Praxis
Wie dieses Beratungsbeispiel zeigt, kann es in der Praxis vorkommen, dass man das richtige Mittel nicht eindeutig identifizieren kann. Lassen Sie sich davon nicht entmutigen – am besten greifen Sie dann zu einem Komplexmittel.

Beschreibung der Einzelmittel
Aconitum D 30
Wie meist bei Beschwerden, die gut auf Aconitum ansprechen, ist diese Heiserkeit nach Abkühlung oder Zugluft aufgetreten und kam recht plötzlich und heftig.

Arnica D 6
Das Mittel für Heiserkeit nach Überanstrengung der Stimme ist Arnica D 6. Hier kommt besonders morgens noch ein wundes und schmerzhaftes Gefühl im Kehlkopf-Bereich hinzu.

Causticum D 6
Auch bei Causticum verschlimmern sich die Beschwerden am Morgen, häufig mit trockenem und wundem Kratzen im Hals. Der Patient muss sich häufig räuspern und leidet manchmal unter einem begleitenden Kitzelhusten. Die Stimme ist vertieft und es kann kein lautes Wort gesprochen werden. Auch bei lang andauernder Heiserkeit nach akuter Kehlkopfentzündung hat sich Causticum bewährt.

Phosphor D 12
Starke Heiserkeit und plötzlicher, vollständiger Stimmverlust sind hier kennzeichnend. Die Beschwerden sind abends schlimmer, ebenso an kalter Luft. Sprechen verursacht brennende Schmerzen im Kehlkopf-Bereich und die Schleimhäute im Rachen fühlen sich trocken an.

Carbo vegetabilis D 6
Auch bei Carbo vegetabilis sind die Beschwerden abends und nachts schlimmer, die Stimme ist rau, tief und versagt bei Anstrengung ganz. Hier kann krampfartiger Husten mit Würgen hinzukommen.

Komplex-Homöopathika bei Heiserkeit und Stimmverlust

◘ **Tab. 2.6** Heiserkeit und Stimmverlust: Komplex-Homöopathika und Anwendungsgebiete

Präparat	Anwendung
Arum triphyllum Pentarkan® H Tropfen	bei Rachen- und Kehlkopfentzündung
Engystol® Tabletten	bei Heiserkeit durch Erkältungskrankheiten

2.2 Magen-Darm-Erkrankungen

Erkrankungen des Magen-Darm-Traktes haben ihre Ursachen auch häufig im nervlichen Bereich. Dieses Organsystem hat eigene Nervenzentren, die eine enge Verbindung zu unserem psychisch-emotionalen Befinden haben und nicht willkürlich steuerbar sind. Hier rücken in letzter Zeit besonders der Reizmagen und Reizdarm, wie auch Nahrungsmittelunverträglichkeiten in den Mittelpunkt. Daneben suchen Patienten in der Apotheke auch Hilfe für viral bedingte Infekte oder Helicobacter-Infektionen, die oft die Ursachen akuter und chronischer Erkrankungen von Magen und Darm sind.

2.2.1 Sodbrennen

Tritt Sodbrennen selten auf und ist eine klare Ursache zu ermitteln, ist Selbstmedikation gut möglich. Kaffee, Süßes, üppiges Essen, Stress und Unruhe können zu diesen Beschwerden führen und sollten vermieden werden.

Wann sollten Sie zum Arztbesuch raten
Jede Form von häufig auftretenden Säurebeschwerden in Magen und Speiseröhre bedürfen der ärztlichen Abklärung. Kurzandauernde Beschwerden ohne starke Schmerzen oder Dunkelfärbung des Stuhls durch Blutungen können in der Selbstmedikation behandelt werden.

Der Weg zum passenden Mittel
Im Beratungsdiagramm können Sie mögliche Wege zu einer Empfehlung finden. Stellen Sie die entsprechenden Fragen und lassen Sie sich dadurch zum geeigneten Mittel leiten (◘ Abb. 2.7).

Beratungsbeispiel
Herr Feuerbrust betritt, wie immer etwas hektisch, die Apotheke und steuert geradewegs auf Sie zu. „Ich brauche schnell etwas gegen mein Sodbrennen, das kann ich heute gar nicht gebrauchen, ich bin wieder voll im Stress." Sie fragen Herrn Feuerbrust, seit wann er denn diese Beschwerden hat und ob sie häufiger auftreten. Er antwortet: „Das kommt schon so ein oder zweimal pro Woche vor, besonders wenn ich Stress habe, viel Kaffee trinke und vielleicht auch noch etwas Süßes dazu esse." „Sollten Sie noch häufiger diese Beschwerden haben, die Schmerzen sich verstärken oder sich Ihr Stuhl dunkel verfärben, sollten Sie die Beschwerden vom Arzt abklären lassen", geben Sie Herrn Feuerbrust zu bedenken. „Haben Sie denn öfters Beschwerden mit der Verdauung?" „Das wechselt immer mal wieder, manchmal habe ich Durchfall oder Verstopfung, manchmal auch leichte Bauchkrämpfe. Es

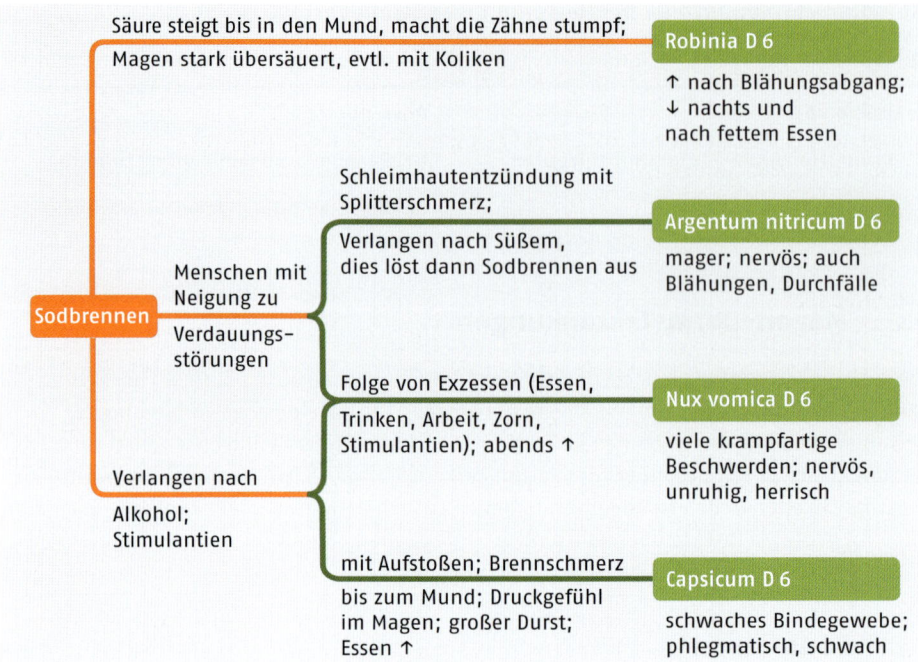

○ **Abb. 2.7** Beratungsdiagramm: Sodbrennen

hängt aber ziemlich davon ab, wie viel Stress ich habe, und ob ich bei Arbeitsessen zu viel esse oder trinke. Auch das Rauchen bekommt mir nicht immer gut."

Sie kennen die hektische Art von Herrn Feuerbrust und seine mit Arbeit vollgestopften Tage. Auch seine Neigung, öfters zuviel zu essen oder trinken, wie auch Kaffee und Zigaretten zu konsumieren, sind ein wertvoller Hinweis. Sie folgen der Fährte: Neigung zu vielfältigen Verdauungsstörungen – Folgen von Exzessen, Nervosität – „Manager-Typ", sie führt Sie geradewegs zum passenden Mittel: Nux vomica D 6.

„Herr Feuerbrust, ich empfehle Ihnen das homöopathische Mittel Nux vomica D 6. Nehmen Sie davon bei Beschwerden alle halbe Stunde 5 Kügelchen und wenn es schon etwas besser ist noch 3-mal täglich 5 Kügelchen. Meiden Sie Kaffee eine Stunde vor und eine Stunde nach der Einnahme dieses Arzneimittels", empfehlen Sie dem Patienten. Außerdem können Sie ihm noch Tipps für entspannende Elemente im Alltag geben: Entspannungsbäder, Spaziergänge in der Natur, Entspannungs-CDs hören u.s.w., lassen Sie Ihrer Phantasie freien Lauf.

Tipps für die Praxis
In-Ruhe-Essen und höher schlafen
Viele unklare Verdauungsbeschwerden können schon durch langsames, bewusstes Essen gebessert werden. Keine Ablenkung beim Essen (keine Zeitung, kein Fernsehen, keine aufgeregte Unterhaltung) und genussvolles langsames Kauen verbessern die Ausschüttung der Verdauungssäfte und die harmonische Zusammenarbeit der Organe des Magen–Darm-Trakts. Die Nahrung sollte sich im Mund zu einem dünnflüssigen Brei verwandelt haben und dann erst geschluckt werden. So kann die Verdauung von Anfang an richtig funktionieren.

Bei Sodbrennen ist der Verzicht auf Kaffee, auf sehr fette und süße Speisen und auf scharf Angebratenes oft schon alleine heilsam. Wenn Kaffee oder Süßes konsumiert wird, dann am besten direkt im Anschluss an die Hauptmahlzeit.

Für die Nacht ist es hilfreich den Oberkörper etwas höher zu lagern, so dass die Magensäure nicht so leicht in die Speiseröhre gelangen kann. Viele Bettroste haben höhenverstellbare Teile für den Oberkörper, das ist hier sinnvoll.

Beschreibung der Einzelmittel
Robinia D 6
Ein sehr bewährtes Mittel für Sodbrennen ist Robinia, das aus der Rinde der Scheinakazie gewonnen wird. Saures Aufstoßen, auch mit grünlichem Erbrechen, das die Zähne stumpf macht, tritt hier auf. Druckgefühl und Blähungskoliken sind besser nach dem Abgang von Winden. Nach jedem Essen kommt es zu Magendruck und -schmerzen, Fett ist unverträglich und verschlechtert die Beschwerden. Auch nachts sind alle Beschwerden schlechter.

Argentum nitricum D 6
Diese Menschen neigen zu vielen verschiedenen Arten von Verdauungsstörungen. Durchfälle, Blähungen, Völlegefühl, Sodbrennen kommen immer wieder vor und sind nach dem Essen schlechter. Es ist ein Verlangen nach Süßem da, dieses wird aber schlecht vertragen und löst Sodbrennen und andere Verdauungsstörungen aus. Bei Schleimhautentzündungen fühlt sich der Schmerz an, als ob Splitter in der Schleimhaut stecken würden. Die Patienten sind eher mager und sehen frühzeitig gealtert aus. Sie sind immer in Eile, hektisch und nervös, und oft auch von vielen Ängsten und Zwängen geplagt.

Nux vomica D 6
Nux-vomica-Beschwerden rühren oft von Exzessen her. Der Gastrointestinal-Trakt ist häufig betroffen, aber auch ZNS, Atemwege, Leber, Blase und Uterus können mit Krämpfen und Überempfindlichkeit reagieren. Zu üppiges und schnelles Essen, zu viel Alkohol, Kaffee oder Zigaretten, zu viel Arbeit, zu viel Sex, zu viel Stress sind Auslöser für diese Unpässlichkeiten. Es handelt sich oft um eher schlanke, hitzige, dunkelhaarige Personen, die auch zu Ungeduld und Zorn neigen. Ruhe und kurzer Schlaf verbessern die Beschwerden. Früh morgens, nach dem Essen und nach geistiger Anstrengung sind die Beschwerden schlechter.

Capsicum D 6
Auch hier besteht ein Verlangen nach Alkohol und anderen Stimulantien und das Sodbrennen ist von Aufstoßen begleitet. Brennschmerz bis in den Mund ist charakteristisch. Allgemeine Frostigkeit und Eiterungsneigung kennzeichnet die Patienten, auch sind sie eher schwach und phlegmatisch und haben schwaches Bindegewebe. Beim Essen sind die Beschwerden besser.

Komplex-Homöopathika bei Sodbrennen

◘ **Tab. 2.7** Sodbrennen: Komplex-Homöopathika und Anwendungsgebiete

Präparat	Anwendung
Bismutum Pentarkan® Tabletten	bei Übersäuerung des Magens, Sodbrennen, Aufstoßen und Magendruck
Gastricumeel® Tabletten	bei Magenschleimhautentzündungen, Sodbrennen, Blähsucht
Nux vomica Pentarkan® Tabletten	bei Reizmagen infolge von Stress, Ärger und Genussmittel-Übergebrauch
Tamarindus N Oligoplex® Tropfen	bei Übersäuerung des Magens, Sodbrennen

2.2.2 Völlegefühl/Blähungen

Diese unangenehme Aufblähung des Bauchraums ist jedem bekannt. Sie tritt natürlicherweise nach zu üppigem Essen und Trinken auf. Auch bestimmte Speisenkombinationen wie „Zwiebelkuchen und Neuer Wein" verursachen fast zwingend Völlegefühl und Blähungen. Dies ist normalerweise eine harmlose Befindlichkeitsstörung und kann durch Änderung in den Ernährungsgewohnheiten vermieden werden. Allerdings kann dieses Völlegefühl auch als Begleiterscheinung von anderen Erkrankungen auftreten, wie Laktoseintoleranz, Glutenunverträglichkeit oder dem Reizdarm-Syndrom, dann greift die Selbstmedikation meist zu kurz.

Wann sollten Sie zum Arztbesuch raten

Sollte Völlegefühl ohne erklärbaren Grund auftreten, also ohne übermäßiges Essen und Trinken oder blähende Speisen, sollten Sie einen Arztbesuch empfehlen. Ebenso ist Abklärung notwendig, wenn andere Symptome wie akute Verstopfung, starker Durchfall oder Fieber hinzukommen. Auch wenn trotz einiger Versuche der Selbstmedikation die Beschwerden weiterbestehen oder häufig auftreten ist der Arztbesuch anzuraten, um die Ursache, die vielfältig sein kann, zu ermitteln.

Der Weg zum passenden Mittel

Im Beratungsdiagramm können Sie mögliche Wege zu einer Empfehlung finden. Stellen Sie die entsprechenden Fragen und lassen Sie sich zum geeigneten Mittel leiten (◘ Abb. 2.8).

Beratungsbeispiel

Frau Druck besucht ihre Apotheke und klagt, immer wieder ein unangenehmes Völlegefühl zu verspüren, der Bauch fühle sich zum Platzen aufgetrieben an. Sie ist wie immer ziemlich in Eile, zupft nervös an ihrer Kleidung herum. „Wann treten diese Beschwerden auf und haben Sie noch andere begleitende Beschwerden wie Fieber, Durchfall oder Verstopfung?", fragen Sie nach. „Nun, ich habe immer mal wieder Probleme mit Magen und Darm, diese wechseln allerdings. Manchmal eher Durchfall, dann auch Verstopfung, aber im Moment sind es diese Blähungen und das Völlegefühl, das mich ganz verrückt macht. Fieber habe ich keines." „Wann tritt denn nun dieses Völlegefühl auf, haben Sie einen Auslöser festmachen können?", haken Sie nach. „Nun", antwortet Frau Druck, „ich esse lei-

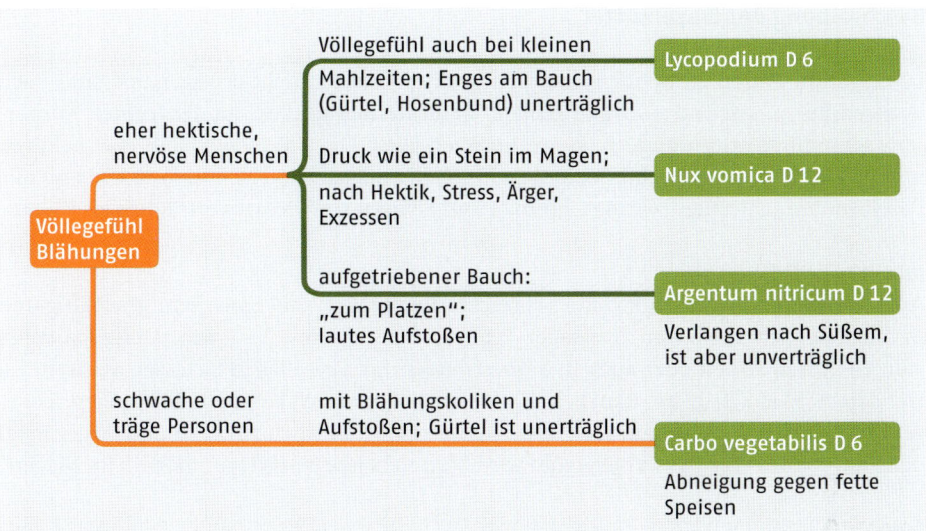

o **Abb. 2.8** Beratungsdiagramm: Völlegefühl/Blähungen

denschaftlich gerne auch mal was Süßes, aber es bekommt mir gar nicht. Besonders nach diesen Süßigkeiten habe ich das Völlegefühl, aber auch wenn ich etwas hastig esse." Empfehlen Sie Frau Druck ganz in Ruhe und betont langsam zu essen. Wenn sie auf Süßigkeiten nicht verzichten kann, dann soll sie diese am besten nur direkt nach der Hauptmahlzeit zu sich nehmen. „Darf ich Ihnen ein homöopathisches Mittel empfehlen, das sich ganz besonders bei dieser Art von Völlegefühl bewährt hat?", erkundigen Sie sich. Frau Druck bejaht ihre Frage mit Nachdruck.

Sie kennen Frau Druck als etwas hektische, nervöse Person. Auch das Gefühl des „zum Platzen" aufgeblähten Bauches weist Sie in Richtung Argentum nitricum.
Ganz typisch für dieses Mittel ist das Verlangen nach Süßem, welches aber die Magen-Darm-Beschwerden verschlimmert. Empfehlen Sie Ihrer Kundin Argentum nitricum D 12, von welchem sie bei akuten Beschwerden halbstündlich 5 Globuli einnehmen soll. Sind die Beschwerden besser, sollte sie die Behandlung noch einige Tage mit 5 Globuli am Tag weiterführen.

Tipps für die Praxis
In Ruhe und bewusst essen
Hier gilt dasselbe wie für Sodbrennen. Ruhe und Konzentration hilft dem Verdauungsprozess und vermindert Probleme wie Sodbrennen, Völlegefühl und Blähungen. Natürlich ist auch die bewusste Auswahl der Lebensmittel sehr wichtig: Unverträgliche Speisen sollten gemieden oder nur in kleinen Mengen zu sich genommen werden. Klären Sie auch über die blähende Wirkung von Kohl- und Zwiebelgewächsen wie auch von Hülsenfrüchten auf. Ebenso verstärken kohlensäurehaltige Speisen die Beschwerden. Mehrere kleine Mahlzeiten sind meist verträglicher als wenige große.

Beschreibung der Einzelmittel

Lycopodium D 6

Lycopodium-Patienten können den Druck eines Gürtels nicht ertragen, sie sind nach wenigen Bissen satt und trotzdem gebläht. Beschwerden sind oft auf der rechten Körperseite schlimmer, oder wandern von rechts nach links. Diese Personen sind eher hektisch und in Eile, allerdings auch intelligent, ehrgeizig und reizbar. Nach dem Essen sind alle Beschwerden schlechter, warme Getränke und Speisen sind besser verträglich als Kaltes.

Nux vomica D 12

Auch Menschen, denen Nux vomica Erleichterung bringt, sind meist sehr geschäftig und in Eile. Hier sehen wir den „Manager-Typ" oder „Workaholic" vor uns. Diese Patienten stürzen sich in Arbeit oder auch in Sinnesfreuden, so dass alles in Exzessen ausartet. Zu viel Arbeit, Essen, Trinken, Rauchen, Kaffee wird dann durch Krämpfe, Blähungen, Völlegefühl oder eine Vielzahl anderer Beschwerden belohnt. Auch zu Zorn und Ärger neigt der Nux-vomica-Typ. Das Völlegefühl wird oft beschrieben „als läge ein Stein im Magen".

Argentum nitricum D 12

Eher hagere und etwas älter aussehende Menschen mit Verlangen nach Süßem passen zu Argentum nitricum. Die süßen Speisen werden schlecht vertragen und führen zu Blähungen und Völlegefühl oder zu Durchfall. Argentum-nitricum-Menschen sind von Natur aus eher hektisch und immer in Eile. Aufregung und emotionale Erregung sind für diese Menschen sehr schlecht verträglich und führen zu Problemen mit dem Magen-Darm-Trakt oder auch zu Ängsten und Neurosen. Schmerzen fühlen sich oft an wie Stiche oder wie von Splittern verursacht.

Carbo vegetabilis D 6

Diese Patienten fühlen sich eher schwach, träge und ertragen – wie auch für Lycopodium charakteristisch – nicht den Druck eines Gürtels am Bauch. Fette Speisen und Alkohol sind unverträglich, auch Sonne und Wärme verschlimmern die Beschwerden. Die Blähungen sind sehr übelriechend und ein Gefühl von innerer Kälte stört das Wohlbefinden der Patienten.

Komplex-Homöopathika bei Völlegefühl und Blähungen

Tab. 2.8 Völlegefühl/Blähungen: Komplex-Homöopathika und Anwendungsgebiete

Präparat	Anwendung
Carbo vegetabilis Pentarkan® H Tabletten	bei Blähsucht (Meteorismus)
Bismutum Oligoplex® Tabletten	bei Blähungen, Verdauungsschwäche
Basilicum Oligoplex® Tropfen	bei Magen-Darm-Infekten mit Blähungen
Magen-Darm-Tropfen Cosmochema®	bei leichten krampfartigen Magen-Darm-Beschwerden wie Völlegefühl und Blähungen

2.2.3 Bauchschmerzen/Bauchkrämpfe

Krampfartige Beschwerden im Bauchraum können viele Ursachen haben. Meist treten sie in Verbindung mit Magen-Darm-Infekten, der Unverträglichkeit von bestimmten Lebensmitteln oder häufig auch durch psychischen Druck verursacht auf. Besonders im Sommer häufen sich Magen-Darm-Infekte, die durch Bauchschmerzen und krampfartige Beschwerden im Gastro-Intestinal-Trakt begleitet werden. Diese Auslöser sind eher harmlos und für die begleitende homöopathische Behandlung gut geeignet.

Daneben haben auch schwerwiegendere Erkrankungen solche Symptome, zum Beispiel die Blinddarmreizung oder die Divertikulitis. Fragen Sie also nach, ob diese Art von Beschwerden schon einmal aufgetreten sind, ob Begleitsymptome wie Fieber, Erbrechen, Durchfall oder sogar Blut in Erbrochenem oder Stuhlgang aufgetreten sind und einen Arztbesuch notwendig machen.

Wann sollten Sie zum Arztbesuch raten

Bei starken Schmerzen im Leibraum, starker Anspannung der Bauchdecke (Hartspann), Blut im Stuhl oder im Erbrochenen müssen Sie den Patienten auf alle Fälle zum Arzt schicken. Auch wenn hohes Fieber die Bauchschmerzen begleitet, diese mehrere Tage anhalten oder über längere Zeiträume immer wieder auftreten tut eine ärztliche Abklärung not.

Der Weg zum passenden Mittel

Im Beratungsdiagramm können Sie mögliche Wege zu einer Empfehlung finden. Stellen Sie die entsprechenden Fragen und lassen Sie sich zum geeigneten Mittel leiten (o Abb. 2.9).

Beratungsbeispiel

Herr Leibau kommt mit gerötetem Gesicht in die Apotheke und berichtet Ihnen von Schmerzen im Bauch: „Haben Sie ein gutes Mittel gegen diese Krämpfe und Schmerzen, sie nehmen mir nämlich die ganze Kraft und ich fühle mich dadurch ganz schlapp!"

„Seit wann haben Sie diese Probleme und welche Begleitsymptome treten sonst noch auf?", haken Sie nach. „Nun ja, ich habe einen furchtbar dämlichen Nachbarn und heute Morgen musste ich mich so über ihn aufregen, das können Sie sich gar nicht vorstellen. Ich stehe in meinem Garten und arbeite an meinen Tomatensträuchern, da kommt dieser Typ auch in seinen Garten. Wir grüßen uns schon seit einiger Zeit nicht mehr. Er mäht seinen Rasen und beim Mähen entlang des Zaunes verstreut er großzügig das halb gehäckselte Gras auf meinen Teich, der direkt am Zaun beginnt. Ich war außer mir vor Wut und wollte ihn zur Rede stellen, da ist er einfach zurück ins Haus gegangen und hat mich ignoriert. Ich könnte jetzt noch schäumen vor Wut, mir wird schon beim Gedanken daran schlecht und auch die Bauchschmerzen sind wieder voll da", sprudelt es aus Herrn Leibau heraus. Sie waren schon dabei ihm vorsichtig ins Wort zu fallen, als der Redeschwall von alleine ein Ende findet. „Sie haben also kein Fieber, Erbrechen oder Durchfall?", versichern Sie sich. „Nein, es sind nur diese verdammten Bauchschmerzen und Krämpfe, manchmal muss ich mich zusammenkrümmen, so schmerzt es." Nun haben Sie genügend Informationen: Die Krämpfe zwingen zum Zusammenkrümmen und der Auslöser ist wohl Zorn und Ärger über den Nachbarn, manchmal begleitet von Übelkeit. Sie empfehlen Herrn Leibau von Colocynthis D 6 stündlich 5 Globuli einzunehmen und außerdem mit einer Wärmflasche auf dem Bauch gegen die Krämpfe anzusteuern.

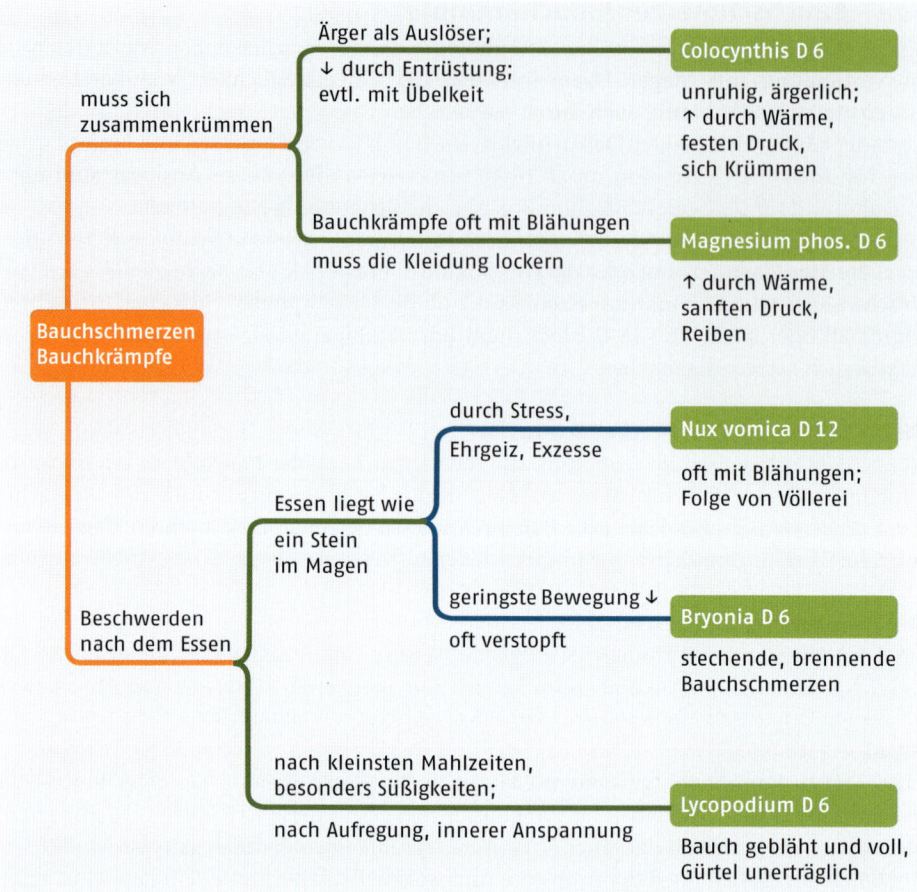

○ Abb. 2.9 Beratungsdiagramm: Bauchschmerzen/Bauchkrämpfe

Vielleicht könnten Sie auch noch einstreuen, dass eine Entspannungsmethode zu erlernen gut tun könnte und sich in Ruhe manches besser besprechen lässt – auch mit dem Nachbarn.

Tipps für die Praxis
Warme Anwendungen auf dem Bauchraum
Wärme hat eine stark krampflösende Wirkung. Empfehlen Sie dem Patienten deshalb die Verwendung einer Wärmflasche – sicher haben Sie ansprechende Exemplare in der Apotheke zum Verkauf bereit liegen. Das Wasser sollte nicht kochend heiß eingefüllt und der Verschluss gut kontrolliert werden, denn eine zusätzliche Verbrennung sollte unter allen Umständen vermieden werden.
Auch feucht-warme Wickel sind bei Krämpfen sehr wohltuend. Hierzu legen Sie ein Geschirrtuch in heißes Wasser, wringen es aus, damit es nicht mehr tropft. Prüfen Sie die Temperatur am Unterarm, es muss gerade noch angenehm sein. Dann legen Sie das mehrfach gefaltete Tuch auf die Bauchdecke. Darauf kommt ein Handtuch und darauf eine Decke, damit die Wärme nicht zu schnell verschwindet. Diesen Wickel können Sie 10 bis 20 Minuten einwirken lassen. Danach sollte man noch eine halbe Stunde gut zugedeckt ruhen.

Auslassdiät bei Verdacht auf Nahrungsmittelunverträglichkeiten
Treten Magenschmerzen und -krämpfe immer wieder auf und kann der Arzt keine organische Ursache feststellen, werden häufig Nahrungsmittelunverträglichkeiten vermutet. Um den eventuellen Auslöser zu finden, ist ein gewisser Aufwand notwenig. Raten Sie dem Patienten ein Ernährungs-Tagebuch zu führen, in dem auch die auftretenden Beschwerden eingetragen werden. Dann kann es nützlich sein immer für zwei Wochen auf bestimmte Lebensmittel-Gruppen zu verzichten. Die ersten zwei Wochen auf Milch und Milchprodukte verzichten, wie auch auf andere Nahrungsmittel mit Milchzucker (Backwaren, Fertiggerichte ...). Hier könnte sich eine eventuelle Lactose-Unverträglichkeit oder eine Unverträglichkeit von Milcheiweiß aufdecken lassen. Falls sich die Beschwerden nicht bessern, kann dann zwei Wochen auf alle glutenhaltigen Lebensmittel verzichtet werden, um eine Zöliakie auszuschließen. Ebenso kann man auf Fisch und Meeresfrüchte, Nüsse und Obst, Gemüse, Fleisch u. a. verzichten. Das kann insgesamt recht lange dauern, jedoch muss man nicht auf viele Nahrungsmittel auf einmal verzichten und hat die Chance somit auf die problematischen Lebensmittel zu kommen.

Beschreibung der Einzelmittel
Colocynthis D 6
Colocynthis ist eines der bei Bauchkrämpfen am häufigsten eingesetzten homöopathischen Mittel. Der Patient muss sich zusammenkrümmen vor Schmerzen, damit die Beschwerden etwas nachlassen, ebenso tritt durch harten Druck auf die krampfende Stelle, durch Wärme und Liegen auf der schmerzhaften Seite etwas Besserung auf. Die Krämpfe können von Übelkeit und Erbrechen begleitet werden und haben oft Ärger, Entrüstung und Zorn als Auslöser. Die Schmerzen werden als stechend oder schießend beschrieben. Menschen, denen Colocynthis Besserung bringt, ärgern sich leicht, sind oft ruhelos und gereizt.

Magnesium phosphoricum D 6
Magnesium phosphoricum wird auch in der Biochemie nach Schüssler bei Krämpfen eingesetzt (Heiße Sieben). Auch hier bessern sich die Koliken beim Zusammenkrümmen, durch sanften Druck und Wärme. Häufig werden die Beschwerden von Blähungen begleitet. Der Schmerz ist schneidend und stechend, er kommt und geht blitzartig schnell. Patienten, die auf dieses Mittel besonders gut ansprechen, sind eher ängstlich und erschöpft, manchmal auch unfähig klar zu denken.

Nux vomica D 12
Nux vomica, die Brechnuss, hilft bei Bauchschmerzen mit Krämpfen und Blähungen besonders dann gut, wenn der Auslöser ein Exzess ist. Zu viel Essen und Trinken, zu viel Arbeit und Stress, zu viel Genussmittel – ein „Zu-Viel" führt bei Nux-vomica-Typen gerne zu Beschwerden, besonders im Verdauungstrakt. Auch übersteigerte Emotionen, vor allem Zorn und Ärger lösen die Probleme aus. Dieser Menschentyp ist sehr ehrgeizig und hat häufig eine sitzende Lebensweise mit Hang zu Exzessen. Besserung bringt ungestörter, kurzer Schlaf, Ruhe und feuchtwarmes Wetter; schlechter sind die Beschwerden früh morgens, nach dem Essen und in kalter Luft.

Bryonia D 6
Bryonia-Menschen liegt die Nahrung wie ein Stein im Magen, sie haben stechende, brennende Bauchschmerzen. Manchmal leiden sie tagelang unter Verstopfung. Sie wollen in Ruhe gelassen werden, nicht reden und werden sehr schnell wütend. In der Ruhe bessern sich alle Beschwerden, auch durch Kälte und Liegen auf der schmerzhaften Seite.

Lycopodium D 6
Schon nach kleinsten Mahlzeiten treten Blähungen und ein starkes Völlegefühl auf. Der Lycopodium-Typ hat ein Verlangen nach Süßem. Schmerzen schießen von rechts nach links quer durch den Unterbauch. Gürtel werden als sehr einengend empfunden und sind unerträglich. Am besten hilft dieses Mittel bei eher intellektuellen Menschen, die hypochondrisch und innerlich unsicher sind, sie ertragen keinen Widerspruch.

Komplex-Homöopathika bei Bauchschmerzen/Bauchkrämpfen

◻ **Tab. 2.9** Bauchschmerzen/Bauchkrämpfe: Komplex-Homöopathika und Anwendungsgebiete

Präparat	Anwendung
Spascupreel® Tabletten	bei krampfartigen Beschwerden der Verdauungsorgane
Spascupreel® S Zäpfchen	bei krampfartigen Beschwerden der Verdauungsorgane
Colocynthis Pentarkan® Tropfen	bei kolikartigen, plötzlich auftretenden Schmerzen und Spasmen im Leibraum
Chamomilla Pentarkan® Tropfen	bei anfallsweise auftretenden Magen-Darm-Krämpfen mit großer Schmerzempfindlichkeit
Momordica N Oligoplex® Tropfen	bei krampfartigen Schmerzen im Magen-Darm-Trakt, bei Bauchschmerzen vegetativ labiler Kleinkinder

2.2.4 Durchfall
Durchfälle treten besonders häufig im Zusammenhang mit viralen Magen-Darm-Infekten auf. Auch Nahrungsumstellung, Nahrungsunverträglichkeiten oder Aufregungen sind nicht selten die Auslöser von akutem Durchfall. Kurzandauernder, akuter Durchfall ist zwar sehr unangenehm, in den meisten Fällen jedoch harmlos und verschwindet innerhalb 2–5 Tagen wieder. Die wichtigste Maßnahme ist die Zufuhr von ausreichend Flüssigkeit und Elektrolyten, wie auch das Einhalten von Schonkost. Die ersten 3–4 Entleerungen sollten abgewartet und überhaupt nicht behandelt werden. Es handelt sich um eine natürliche Reaktion des Körpers, die zur Ausscheidung von Erregern oder unverträglicher Nahrung durchaus sinnvoll ist. Ist jedoch der Magen-Darm-Trakt schon ordentlich gereinigt und entleert, macht die Behandlung durchaus Sinn, da sonst der Patient durch Flüssigkeits- und Elektrolytverluste unnötig geschwächt wird.

Wann sollten Sie zum Arztbesuch raten

Durchfälle, die immer wiederkehren oder länger als eine Woche andauern, sind keine Lappalie. Hier müssen Sie zum Arzt verweisen, ebenso wenn der Durchfall sehr stark ist, denn dann droht eine Exsikkose, die Austrocknung. Daher müssen auch Säuglinge und Kleinkinder mit starken Durchfällen sofort zum Arzt verwiesen werden.

Treten begleitend hohes Fieber, Blut im Stuhl oder starke Magenschmerzen auf, sollte die Erkrankung auch vom Arzt abgeklärt werden.

Der Weg zum passenden Mittel

Im Beratungsdiagramm können Sie mögliche Wege zu einer Empfehlung finden. Stellen Sie die entsprechenden Fragen und lassen Sie sich dadurch zum geeigneten Mittel leiten (o Abb. 2.10 und o Abb. 2.11).

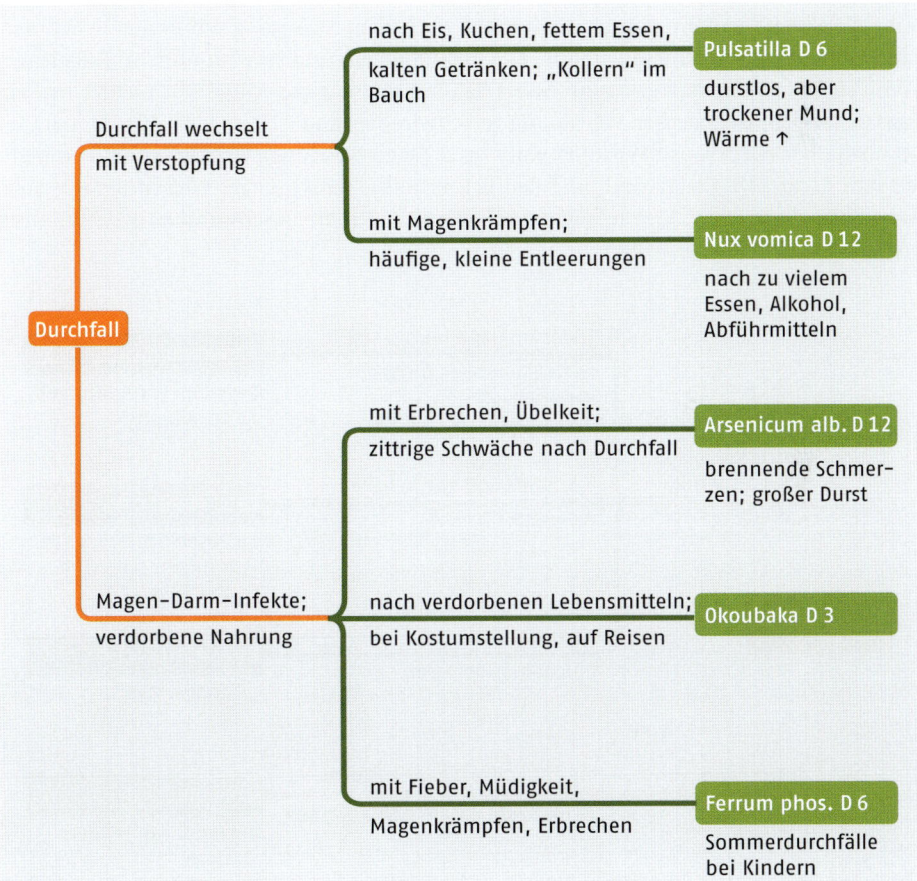

o **Abb. 2.10** Beratungsdiagramm: Durchfall

Beratungsbeispiel

Herr Pingel möchte gerne von Ihnen beraten werden, weil Sie sich auch etwas in der Homöopathie auskennen. „Ich möchte gerne ein homöopathisches Mittel gegen meinen Durchfall." Sie kennen Herrn Pingel und wissen, dass er sich schnell Sorgen um seine

Gesundheit macht. „Zuerst sollten wir noch abklären, ob ein Arztbesuch notwendig ist. Wie lange haben Sie diesen Durchfall schon und wie ist Ihr Allgemeinbefinden?", erkundigen Sie sich. „Gestern musste ich mich übergeben und hatte mit Übelkeit zu kämpfen, auch hatte ich etwas erhöhte Temperatur, so um die 37,5 °C, ich habe natürlich gleich gemessen. Heute habe ich nur noch 37 °C und die Übelkeit ist verschwunden, dafür habe ich jetzt einen scheußlichen Durchfall und fühle mich nach dem Stuhlgang immer etwas schwach und zittrig." Sie vermuten einen Magen-Darm-Infekt und können einen Versuch mit der Selbstmedikation wagen, da die Begleitsymptome keinen direkten Hinweis auf schwerwiegende Erkrankungen ergeben. Um noch genauer auswählen zu können fragen Sie: „Begleitet ein brennendes Gefühl den Stuhlgang, Herr Pingel?" „Oh ja, das können Sie wohl so sagen, ein heißes oder brennendes Gefühl im Unterleib geht dem Stuhlgang oft voraus und es brennt auch am After nach dem Durchfall." Jetzt haben Sie genügend Hinweise auf Arsenicum album gesammelt: Durchfall bei Magen-Darm-Infekten – Fieber – mit Erbrechen/Übelkeit – zittrige Schwäche nach dem Stuhlgang – brennende Schmerzen. „Nehmen Sie Arsenicum album D 12 als Globuli ein und zwar stündlich 5 Kügelchen. Wenn sich der Durchfall etwas gebessert hat, nehmen Sie das Mittel nur noch 2-mal am Tag ein, bis die Beschwerden vollständig verschwunden sind." Dann klären Sie Herrn Pingel noch über die positive Wirkung von 1 bis 2 Tagen Nahrungsverzicht auf und empfehlen ihm Elektrolyt-Ersatz und eine deutlich erhöhte Trinkmenge. Weisen Sie ihn auch darauf hin, dass er den Arzt aufsuchen sollte, wenn sich die Beschwerden verschlimmern oder länger als 7 Tage anhalten.

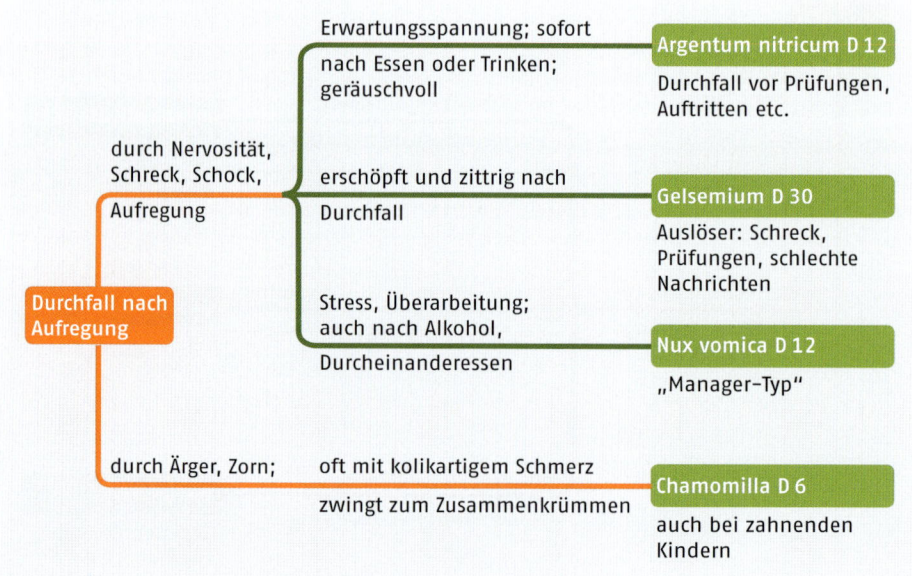

○ **Abb. 2.11** Beratungsdiagramm: Durchfall nach Aufregung

Tipps für die Praxis
Nahrungskarenz (-verzicht) und Elektrolyt-Ersatz
Bei akuten Durchfällen ist es meist besser, ein bis zwei Tage nur wenig oder gar nichts zu essen, damit der Reinigungs- und Regenerationsprozess der Schleimhäute im Magen-Darm-

Trakt ungehindert vor sich gehen kann. Wichtig ist jedoch die ausreichende Versorgung mit Flüssigkeit und lebensnotwendigen Elektrolyten. Empfehlen Sie daher reichlich, 3–4 Liter am Tag, zu trinken, und Elektrolyte zu ersetzen. Dafür haben Sie schon vorgefertigte Mischungen zur Hand z. B. Elotrans®-Beutel für Erwachsene und Oralpädon® für Kinder.

Sind die Beschwerden besser, sollte zuerst mit leicht verträglichen Speisen begonnen werden. Besonders geeignet sind geriebene Äpfel, zerdrückte Bananen, Zwieback oder Haferschleim.

Beschreibung der Einzelmittel für Durchfall mit körperlicher Ursache
Pulsatilla D 6
Charakteristisch für Pulsatilla, die Küchenschelle, ist das häufige Wechseln von Beschwerden. Schmerzen wechseln die Stelle oder Durchfall wechselt mit Verstopfung. Auch die Beschaffenheit des Durchfalls verändert sich von Mal zu Mal. Pulsatilla-Menschen verspüren of keinen Durst, haben aber einen trockenen Mund. Es werden Bauchgeräusche wahrgenommen und die Durchfälle treten gerne im Sommer auf. Sie sind nach Eis, Kuchen, fettem Essen oder kalten Getränken schlimmer. Zuspruch und Wärme verbessern die Beschwerden. Im Allgemeinen sind Pulsatilla-Patienten trostbedürftig und verzagt bis weinerlich.

Nux vomica D 12
Sie kennen Nux-vomica-Menschen schon als etwas überreizte Workaholics und Manager-Typen. Auch hier wechseln Durchfälle mit Verstopfung und es kommen auch sonst viele Beschwerden des Magen-Darm-Traktes vor. Oft treten kolikartige Krämpfe und Durchfall nach Überessen, Durcheinander-Essen und dem Missbrauch von Abführmitteln oder Alkohol auf. Die Entleerungen sind häufig, meist gehen aber nur kleine Mengen ab.

Arsenicum album D 12
Hier sind die Beschwerden recht heftig. Auslöser können Magen-Darm-Infekte oder auch verdorbene Nahrungsmittel sein und die Durchfälle sind meist von brennenden Magen- oder Darmschmerzen begleitet; trotzdem verbessern warme Anwendungen wie feucht-warme Bauchwickel die Beschwerden. Sommerdiarrhöen, die von heftigem Erbrechen und Übelkeit begleitet werden und meist wässrig und übelriechend sind, sprechen gut auf Arsenicum album an. Nach dem Durchfall fühlen sich diese Menschen meist schwach und zittrig, sie sind sehr durstig und unruhig. Auch werden sie von vielen Gedanken und Ängsten um ihre Gesundheit umgetrieben und möchten Gesellschaft, um nicht allein zu sein und sich fürchten zu müssen.

Okoubaka D 3
Okoubaka wird auch erfolgreich für Darm-Infekte mit Durchfall und Übelkeit eingesetzt. Die Auslöser sind außerdem verdorbene Nahrung und Kostumstellung, besonders auf Reisen. Während Fernreisen hat sich die Gabe von Okoubaka bewährt, damit die Veränderung in den Nahrungsgewohnheiten nicht zu Beschwerden führt.

Ferrum phosphoricum D 6
Fieberhafte Darminfekte mit Durchfall, Müdigkeit und Magenkrämpfen können gut mit Ferrum phosphoricum behandelt werden. Auch Erbrechen und Übelkeit sind häufig mit

dabei. Der Verlauf ist weniger heftig als bei Arsenicum album. Ferrum phosphoricum wirkt auch besonders gut bei Kindern mit Sommerdurchfällen.

Beschreibung der Einzelmittel für Durchfall mit seelischer Ursache
Argentum nitricum D 12
Nervosität ist ein Grundproblem des Argentum-nitricum-Typs und besonders die Erwartungsspannung vor Prüfungen, Auftritten und allen schwierigen Lebenssituationen verursacht vielerlei Probleme bei diesen Menschen. Steht also eine solche „Prüfungssituation" bevor, tritt sofort nach dem Essen oder Trinken eine durchfallartige Entleerung auf, meist recht geräuschvoll und gründlich.

Gelsemium D 30
Gelsemium hilft auch bei Durchfällen, die von emotionalen und psychischen Eindrücken herrühren. Durch Nervosität, Schreck oder Schock kommt es zu Durchfall, danach ist der Patient erschöpft und zittrig. Zittrige Schwäche ist allgemein ein Leitsymptom für Gelsemium.

Nux vomica D12
Hier ist der psychische Druck eher durch den eigenen Ehrgeiz und Leistungswillen verursacht. Dieses Übermaß an Arbeit und Stress, wie auch das Zuviel an Essen, Stimulantien und Alkohol löst den Durchfall und andere Magen-Darm-Beschwerden aus.

Chamomilla D 6
Chamomilla-Patienten bekommen Durchfälle durch Ärger und Zorn. Meist sind dann auch noch kolikartige Schmerzen dabei, die zum Zusammenkrümmen zwingen. Auch bei Durchfällen von zahnenden Kleinkindern hat sich Chamomilla bewährt. Diese Kleinen sind dann sehr quengelig, wollen immer herumgetragen werden und lassen sich nur dadurch beruhigen.

Komplex-Homöopathika bei Durchfall

Tab. 2.10 Durchfall: Komplex-Homöopathika und Anwendungsgebiete

Präparat	Anwendung
Veratrum Pentarkan® S Tropfen	bei Durchfallerkrankungen verschiedener Ursache
Diarrheel® SN Tabletten	bei Durchfall-Beschwerden
China N Oligoplex® Tropfen	bei akutem Durchfall

2.2.5 Verstopfung
Wann sich ein Mensch verstopft fühlt ist eine sehr subjektive Angelegenheit. Viele Menschen erwarten jeden Tag eine Darmentleerung, wobei es völlig unproblematisch ist, wenn nur jeden 2. oder 3. Tag Stuhlgang möglich ist. Ist die Beschaffenheit des Stuhls jedoch sehr hart und trocken, ist der Toilettengang oft schmerzhaft und nur mit viel Mühe möglich, dann sollte versucht werden eine weichere, feuchtere Konsistenz des Stuhls zu erreichen.

Auch Verstopfung kann psychische Ursachen haben, wenn ein Mensch zum Beispiel ungern unbekannte Toiletten benutzt und im Urlaub dazu gezwungen ist. Auch Ernährungsumstellung und wenig Flüssigkeitszufuhr können die Beschwerden herbeiführen oder verschlimmern.

Wann sollten Sie zum Arztbesuch raten
Die Grenzen der Selbstmedikation sind erreicht, wenn der Patient über anhaltende Probleme mit Verstopfung klagt und regelmäßig Abführmittel kauft oder die Verstopfung trotz Behandlung schon mehr als 5 Tage anhält. Auch wenn Blut oder Schleim im Stuhl ist oder der Stuhlgang ganz schwarz ist (Teerstuhl), ist Selbstmedikation nicht mehr ausreichend. Wechseln sich Durchfall und Verstopfung ab, sind starke Bauchschmerzen, Übelkeit oder Erbrechen mit dabei, sollten Sie dem Patienten einen Arztbesuch empfehlen. Ebenso bei Verdacht auf einen Darmverschluss, eine Tumorerkrankung oder bei Einnahme von Arzneimitteln, die Verstopfung verursachen, sollte an den Arzt verwiesen werden.

Der Weg zum passenden Mittel
Im Beratungsdiagramm können Sie mögliche Wege zu einer Empfehlung finden. Stellen Sie die entsprechenden Fragen und lassen Sie sich zum geeigneten Mittel leiten (o Abb. 2.12).

Beratungsbeispiel
Herr Volle sucht Ihren Rat: „Ich habe so ein Völlegefühl im Bauch und kann auch schon seit 2 Tagen nicht mehr auf die Toilette!" Sie fragen nach, ob es ihm sonst nicht so gut geht, er Schmerzen hat, sich etwas in der Medikamentenverordnung verändert hat. „Nein, eigentlich ist alles beim Alten. Ich hatte schon die letzten Male sehr harten und trockenen Stuhl und mit Völlegefühl habe ich in letzter Zeit immer wieder zu kämpfen. Auch sonst habe ich trockene Schleimhäute, das macht mir großen Durst. Mit Verstopfung will ich mich nicht auch noch rumärgern müssen." „Zwickt es denn manchmal auch im Bauch, vielleicht auch dann, wenn Sie sich ärgern müssen?", fragen Sie, denn Sie haben schon einen Verdacht. „ Ja manchmal habe ich etwas Krämpfe, besonders wenn ich mich so über meinen Sohn ärgere, und dann sticht es auch. Es hilft mir dann fest auf den Bauch zu drücken, mich hinzulegen und die Oberschenkel an den Bauch zu ziehen." Ihr Verdacht hat sich bestätigt: Ärger als Auslöser – Harter, trockener Stuhl – Geblähter Bauch – Zusammenkrümmen bessert die Bauchschmerzen. Empfehlen Sie Herrn Volle Bryonia D 6 Globuli einzunehmen, ruhig alle 2 Stunden 5 Kügelchen, außerdem soll er sich viel bewegen, Gemüse essen und viel Flüssigkeit zu sich nehmen.

Tipps für die Praxis
Trinken, Ballaststoffe und Bewegung
Das Erhöhen der Trinkmenge auf 2–3 Liter Flüssigkeitszufuhr am Tag kann eine gewisse Verbesserung bei Verstopfung bewirken. Natürlich muss man auch die Umstände wie Schwitzen durch hohe Temperaturen oder durch Sport mit in die Überlegungen zur Trinkmenge einbeziehen.
Die Ernährung sollte ballaststoffreich sein. Besonders leicht lässt sich dies durch die Anreicherung der Kost mit Vollkornprodukten, Gemüse und Obst erreichen. Oder empfehlen Sie indische Flohsamen-Schalen. Diese binden Flüssigkeit an sich und erweichen den Stuhl. Schon fertig abgefüllt, mit dem Zusatz von Inulin, können Sie Flosa® Balance anbieten. Bei

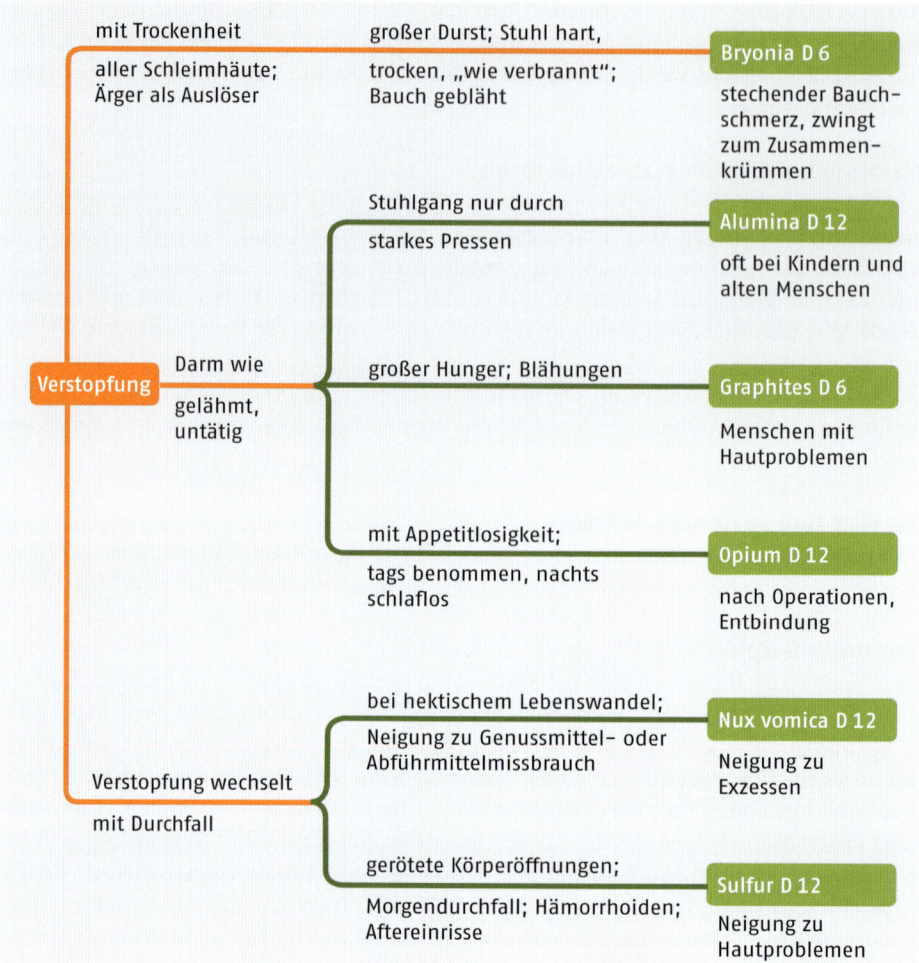

o **Abb. 2.12** Beratungsdiagramm: Verstopfung

jeder Erhöhung der Ballaststoff-Zufuhr muss auch an ausreichendes Trinken gedacht werden, besonders bei der Zufuhr von „trockenen" Ballaststoffen wie den Flohsamen-Schalen – sonst kann das Gegenteil erreicht werden.
Bewegung regt auch den Darm an, empfehlen Sie Ihren Kunden Yoga, Tanzen oder Joggen zur Mobilisierung des Darmes.

Beschreibung der Einzelmittel
Bryonia D 6
Bryonia hilft besonders gut, wenn Verstopfung durch Ärger verursacht wird und alle Schleimhäute zu Trockenheit neigen. Der Mund ist trocken, großer Durst ist spürbar. Der Stuhl ist hart, trocken, „wie verbrannt". Es kommt zu einem Völlegefühl im Bauchraum, manchmal zwingt plötzlicher, stechender Schmerz den Betroffenen dazu, sich zusam-

menzukrümmen. Alle Beschwerden werden durch Ruhe und Kühle gebessert. Hitze und die geringste Bewegung verschlechtern die Symptome.

Alumina D 12
Bei diesen eher mageren, blassen Menschen ist der Enddarm völlig untätig, Bewegungen sind nicht wahrnehmbar. Sogar bei weichem Stuhl ist starkes Pressen notwendig und die Entleerung scheint unvollständig. Es kann ein Gefühl auftreten als wäre der After zu eng, es kommt leicht zu Jucken und Brennen am Anus. Alumina hilft gut bei chronischer Verstopfung von Kindern und älteren Menschen.

Graphites D 6
Diese Patienten neigen zu Trägheit und verschiedenen Hautleiden. Der Darm ist wie gelähmt, tagelang kein Stuhldrang. Dann treten krampfartige Schmerzen auf, der Bauch ist aufgetrieben, Blähungen gehen ab. Es können massige, stinkende Stühle unter Anstrengung entleert werden. Am Anus kann es zu Jucken, Brennen und schmerzhaften Einrissen (Fissuren) kommen.

Opium D 12
Aus dem Apotheken-Alltag kennen Sei sicher die Verstopfung, die bei Patienten mit starken Schmerzmitteln vom Opiat-Typ auftritt. Die Opiate vermindern die Darmbewegung und deshalb wird Opium in der Homöopathie für diese Art von Darmträgheit verwendet. Die Darmaktivität fehlt völlig, der Darm ist wie gelähmt. Viele Gasansammlungen sind im Bauch, der Stuhl ist hart, dunkel und kugelig. Sehr hilfreich ist Opium bei Verstopfung nach Operationen oder Entbindungen. Die Patienten sind manchmal tagsüber etwas benommen und appetitlos, nachts dagegen schlaflos.

Nux vomica D12
Wie Sie schon wissen hilft Nux vomica, die Brechnuss, bei vielen Magen- und Darmbeschwerden. Besonders Menschen mit großem Tatendrang, hektischem Lebensstil und dem Verlangen nach Genussmitteln profitieren von diesem Mittel. Tritt die Verstopfung nach übermäßigem Essen und Trinken auf und kommt es schon 1–2 Stunden nach dem Essen zu Magenschmerzen ist dies ein Zeichen für Nux vomica. Es ist ein starker Stuhldrang vorhanden, jedoch kann kein Stuhl entleert werden. Wenn doch, erinnert dieser an Ziegenkot, ist kleinkugelig, dunkel und hart. Verstopfung und Durchfall können auch abwechseln.

Sulfur D 12
Auch hier kommt ein Wechsel von Verstopfung und Durchfall vor. Der Patient verspürt Stuhldrang, jedoch ohne Erfolg. Sulfur-Menschen haben oft gerötete Körperöffnungen und vielerlei Hautbeschwerden. Es kann ein Hitzegefühl im Darm auftreten, Hämorrhoiden und Aftereinrisse sind auch nicht selten. Morgens treibt Durchfall aus dem Bett.

Komplex-Homöopathika bei Verstopfung

◻ Tab. 2.11 Verstopfung: Komplex-Homöopathika und Anwendungsgebiete

Präparat	Anwendung
Plumbum Pentarkan® S Tropfen	bei Obstipation mit krampfartigen Beschwerden
Collinsonia N Oligoplex® Tropfen	bei Obstipation mit allgemeiner Verdauungsschwäche
Paeonia N Oligoplex® Tropfen	bei Obstipation mit Hämorrhoiden oder Aftereinrissen
Plumbum aceticum N Oligoplex® Tropfen	bei spastischer Obstipation

2.3 Erkrankungen der Haut und Verletzungen

Die Haut gilt als der „Spiegel der Seele". An der Haut zeigen sich auch geistig-emotionale Spannungen. So kann sich Zorn und Ärger in immer wieder auftretenden Entzündungen der Haut äußern. Die Haut ist ein sehr schnell reagierendes Organ; was heute noch stark geschwollen oder gerötet ist, kann am nächsten Tag wieder vollständig verschwunden sein.

In der Selbstmedikation sind diese Beschwerden nur manchmal zugänglich. Falls das erste oder zweite gewählte Mittel versagt, sollten Patienten an einen erfahrenen Homöopathen verwiesen werden.

2.3.1 Akne

Die häufigste Art von Akne tritt im Verlauf der Pubertät auf und verliert sich danach wieder. Hier sind es die hormonellen Veränderungen, die zur Bildung von Mitessern und übermäßiger Talgbildung führen. Es gibt jedoch auch Akne, die in späteren Lebensjahren auftritt oder sich nach der Pubertät nicht verliert. Auch können Arzneimittel oder Umweltgifte akneähnliche Erscheinungen auslösen. Bei unklarer Ursache, besonders starker Ausprägung oder mangelndem Ansprechen sollte ein Hautarzt konsultiert werden.

Wann sollten Sie zum Arztbesuch raten
Sind die Hautentzündungen nicht oberflächlich, sondern wie Knoten unter der Haut oder treten sehr viele Aknepusteln auf, sollten Sie auch pubertierende Jugendliche zum Hautarzt schicken. Bei Erwachsenen sollte die Ursache der Akne immer vom Hautarzt abgeklärt werden.

Der Weg zum passenden Mittel
Im Beratungsdiagramm können Sie mögliche Wege zu einer Empfehlung finden. Stellen Sie die entsprechenden Fragen und lassen Sie sich dadurch zum geeigneten Mittel leiten.

2.3 Erkrankungen der Haut und Verletzungen

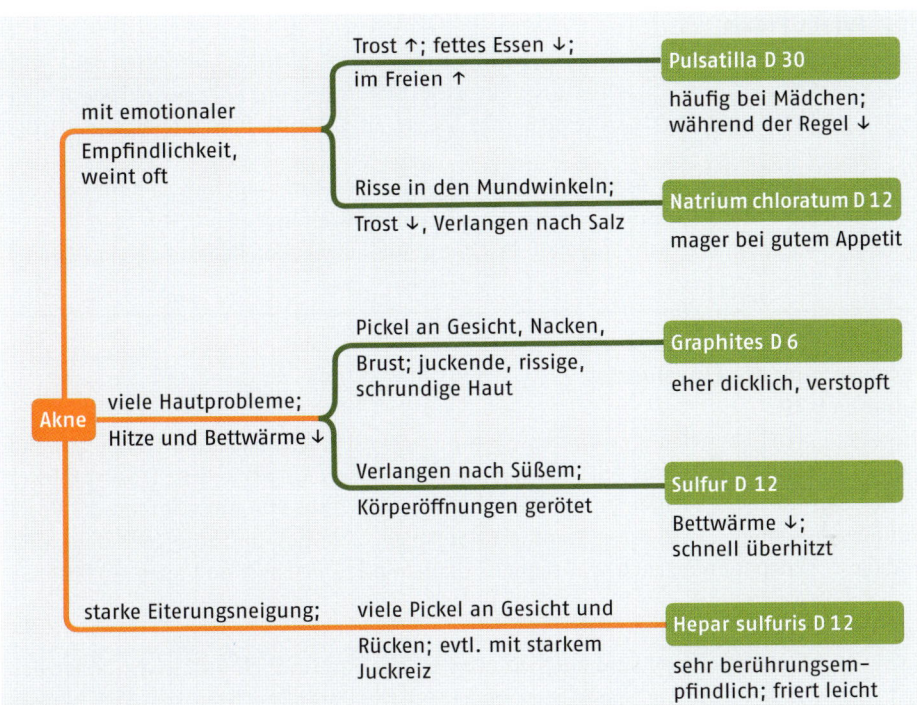

○ **Abb. 2.13** Beratungsdiagramm: Akne

Beratungsbeispiel

Frau Hautklar kommt mit ihrem pubertierenden Sohn Peter in die Apotheke. „Peter hat ja schon immer eine schwierige Haut, aber jetzt diese Pickel, so sieht das nicht schön aus. Können Sie mir da etwas Homöopathisches empfehlen?" Sie kennen Frau Hautklar und ihren dünnen Sohn, der heute besonders seine Schultern hängen lässt. Er war schon immer besonders gierig auf die Traubenzucker aus der Apotheke und auch sonst auf alles Süße. „Welche Hautprobleme hat Peter denn sonst noch?", fragen Sie nach. „Nun ja, oft sind seine Lippen rot und aufgesprungen, auch die Augenlider sind sehr empfindlich." Eigentlich wissen Sie für einen Tipp in der Selbstmedikation schon genug. Sie fragen aber sicherheitshalber noch nach „Ist es Peter im Bett häufig zu warm und mag er immer noch so gerne Süßigkeiten?" „Aber ja, wie kommen Sie denn jetzt darauf? Er muss oft die Füße aus dem Bett strecken, damit ihm nicht zu warm ist und Süßigkeiten werden bei uns nie alt", erwidert Frau Hautklar. Sie gehen noch einmal in Gedanken die Hinweise durch: Vielerlei Hautbeschwerden – Bettwärme verschlechtert – Verlangen nach Süßem – Körperöffnungen oft gerötet. Empfehlen Sie Peter Sulfur D 12 und falls keine Besserung eintritt den Gang zum Hautarzt oder Homöopathen.

Tipps für die Praxis

Hier ist auch ein Blick auf die verwendete Hautpflege sehr nützlich. Bei fetter Haut sollte abends und morgens eine für unreine Haut geeignete Hautreinigung angewendet werden, am besten pH-neutrale Produkte ohne alkalische Seifen. Auf fettende Produkte muss verzichtet werden.

Raten Sie auch dazu, nicht oder sehr vorsichtig an den Hautunreinheiten zu hantieren und zumindest hinterher die betroffenen Hautareale zu desinfizieren.

Gesunde Ernährung, ausreichend Schlaf, frische Luft und Bewegung helfen zu einer reineren, frischeren Haut.

Beschreibung der Einzelmittel

Pulsatilla D 30

Diese Patienten haben häufig wechselnde Stimmung und brechen leicht in Tränen aus. Pulsatilla hilft bei Pubertätsakne mit Pickeln an verschiedenen Körperstellen. Trost verbessert die Stimmungslage des Patienten. Bei Mädchen wird die Akne vor und während der Regelblutung schlimmer, die Blutung kommt oft verspätet, schwach und unregelmäßig. Meist sind diese Aknepatienten auch sehr schnell erkältet und fühlen sich im Freien am besten.

Natrium chloratum D 12

Natrium-chloratum-Typen sind auch emotional sehr empfindlich und leicht verletzlich, sie lassen sich aber nicht gerne trösten und reagieren darauf auch harsch. Die Akne ist bevorzugt im Gesicht, an der Stirn-Haar-Grenze, die Mundwinkel sind rissig. Meist sind die Natrium-chloratum-Typen mager aber mit gutem Appetit, niedergeschlagen und bekümmert. Sie weinen viel, sind berührungsempfindlich und haben ein Verlangen nach Salzigem.

Graphites D 6

Der Graphites-Typ ist eher etwas übergewichtig und neigt zu Verstopfung. Die Hautprobleme sind vielfältig: Pickel im Gesicht, an Nacken und Brust; juckende, rissige, schrundige Haut. Alle Symptome verschlimmern sich durch Hitze und Bettwärme.

Sulfur D 12

Auch Sulfur wird für viele verschiedene Hautbeschwerden eingesetzt. So sind alle Körperöffnungen schnell gereizt und die umgebende Haut gerötet, es treten eitrige, juckende Pickel im Gesicht auf. Auch kann die Haut rot, rau und schuppig sein. Sulfur-Typen haben ein Verlangen nach Süßem und alle Beschwerden verschlechtern sich durch Waschen und Wärme, vor allem Bettwärme. Die sonst oft kalten Füße werden im Bett ganz heiß und müssen herausgestreckt werden.

Hepar sulfuris D 12

Hepar sulfuris hilft bei vielen Beschwerden mit Eiterungsneigung. Diese Jugendlichen haben eine unreine Haut, viele Pickel im Gesicht und am Rücken und eine starke Eiterungsneigung. Die Haut ist sehr berührungsempfindlich, manchmal juckt sie auch sehr. Zugluft und Kälte werden schlecht ertragen.

Komplex-Homöopathika bei Akne

◘ **Tab. 2.12** Akne: Komplex-Homöopathika und Anwendungsgebiete

Präparat	Anwendung
Myrtillus N Oligoplex® Tropfen	bei Akne
Sulfur Oligoplex® Tabletten	bei Akne
Traumeel® S Tropfen oder Tabletten	gegen die Hautentzündungen

2.3.2 Offene Verletzungen, Wunden

Besonders im Haushalt und beim Sport kommt es zu Verletzungen und Wunden. Hier ist natürlich als Erstes die richtige Wundversorgung wichtig. Dem Reinigen und Desinfizieren von verschmutzten Wunden muss eine Wundabdeckung, die nicht mit der Wunde verklebt, folgen. Sind tiefere Schnitt- oder Platzwunden größer als 1 bis 2 cm sollte auf alle Fälle ein Arzt aufgesucht werden, denn die Wunde sollte sobald wie möglich genäht, geklebt oder geklammert werden, sonst sind unschöne Narben zu erwarten. Stärker blutende Wunden reinigen sich meist selbst, die Blutung sollte allerdings mir einem Druckverband zum Stillstand gebracht werden.

Nach der Wundversorgung ist für die Unterstützung einer schnellen und komplikationslosen Wundheilung die Homöopathie dann bestens geeignet.

Wann sollten Sie zum Arztbesuch raten

Hört eine Wunde trotz Verband nicht auf zu bluten, ist sie besonders tief, schmerzt sehr stark und bei Bewegungseinschränkungen und Taubheitsgefühl in angrenzenden Hautbezirken sollten Sie den Patienten zum Arzt schicken. Auch bei Wunden mit auseinander klaffenden Wundrändern, die mehr als 1–2 cm lang sind, raten Sie den Patienten zum Arztbesuch. Schnitt- und Platzwunden im Gesicht, an Händen und Füßen sollten ebenfalls vom Fachmann versorgt werden.

Handelt es sich um eine ältere Wunde, die nicht richtig verheilt oder eine Rötung und Schwellung im Umfeld bildet, ist es ebenfalls höchste Zeit den Arzt aufzusuchen, da sich eventuell eine Infektion unter der Haut ausbreitet.

Auch Bisswunden durch Mensch oder Tier müssen gut desinfiziert und vom Arzt behandelt werden, da die Infektionsgefahr sehr groß ist.

Der Weg zum passenden Mittel

Im Beratungsdiagramm können Sie mögliche Wege zu einer Empfehlung finden. Stellen Sie die entsprechenden Fragen und lassen Sie sich zum geeigneten Mittel leiten (◘ Abb. 2.14).

Beratungsbeispiel

Herr Dolores kommt, mit einer Serviette um den Finger gewickelt, aus seinem spanischen Restaurant über der Straße zu Ihnen in die Apotheke. „Ich habe mich gerade mit dem Messer geschnitten und es blutet recht stark, können Sie mir helfen?" Zum Glück sind Sie nicht sehr empfindlich, was den Anblick von Blut angeht. Sie schauen sich zuerst die Verletzung genau an, vielleicht mit der Unterstützung einer erfahrenen Kollegin. Herr Dolores hat sich eine saubere Schnittverletzung im Handballen zugefügt, diese ist 2 bis 3 cm

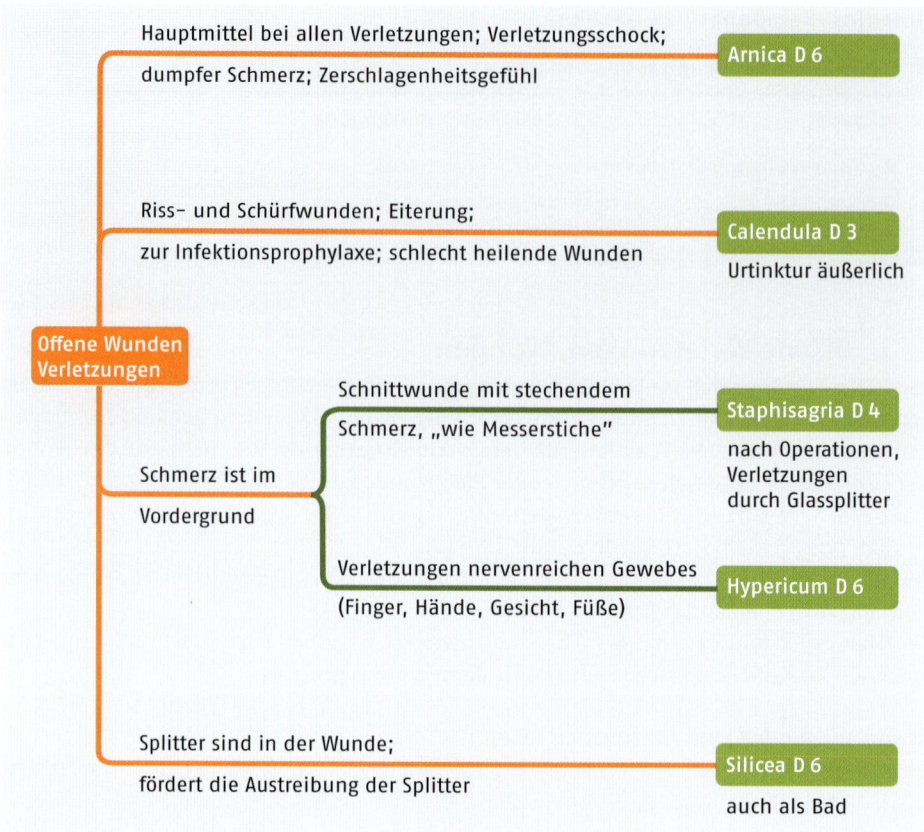

Abb. 2.14 Beratungsdiagramm: Offene Verletzungen, Wunden

lang und klafft leicht auseinander. Zuerst decken Sie die Wunde mit zwei sterilen Kompressen ab, legen eine Mullbinde im Ganzen darauf und machen einen eher straffen Verband mit einer anderen Mullbinde. Dank dieses Druckverbandes kommt die Blutung nun zum Stillstand. „Herr Dolores, mit dieser Wunde sollten Sie gleich zum Arzt gehen, damit sie genäht werden kann. Die Wunde heilt noch schneller, wenn Sie unterstützend Arnica D 6 Globuli einnehmen, das ist das Verletzungsmittel der ersten Wahl in der Homöopathie. Kommen Sie doch nach dem Nähen noch einmal kurz vorbei, vielleicht kann ich Ihnen dann ein Mittel für die anschließende Weiterbehandlung dieser Wunde empfehlen, aber dafür muss sie zuerst vom Arzt versorgt sein."

Tipps für die Praxis

Machen Sie einen Erste-Hilfe-Kurs
Hier können Sie die Grundsätze der Wundversorgung erlernen, probieren wie man Verbände anlegt, Blutungen stillt und welche Reaktionen im Falle eines Unfalles besonders wichtig sind.

Haus- und Reiseapotheken-Beratung
In die Haus- und Reiseapotheke gehören einige wichtige Verbandmittel. Das sind vor allem: Wunddesinfektionsmittel zur Wundreinigung, sterile Kompressen oder beschichtete Wund-

auflagen zur direkten Abdeckung der Wunde, Klebevlies wie Fixomull® stretch zur Befestigung der Wundauflage. An geeigneten Körperstellen genügen auch elastische Mullbinden, Verbandklammern oder Pflaster, um den Verband zu sichern.

Bei kleineren, klaffenden Wunden sind auch sterile Wundnaht-Streifen hilfreich, um die Wundränder zusammenzuziehen.

Beschreibung der Einzelmittel
Arnica D 6
Arnica ist das Hauptmittel bei Verletzungen. Es sollte in keiner Haus- und Reiseapotheke fehlen! Hergestellt aus dem Wurzelstock des Bergwohlverleihs wird es bei allen akuten Verletzungen eingesetzt, aber auch bei lange zurückliegenden Traumata auf körperlicher, geistiger und seelischer Ebene.

Der Verletzte ist oft unter Schock und schickt den Helfer oder Arzt weg, er behauptet, ihm fehle nichts und er will lieber alleine sein. Er hat Angst vor Berührung und Annäherung, empfindet einen dumpfen Schmerz, Zerschlagenheit und Schwäche. Der ganze Körper kann empfindlich sein. Der Patient ist oft mürrisch und widerspenstig.

Empfehlen Sie dieses Mittel bei einer akuten Verletzung häufig einzunehmen, etwa alle 15 Minuten 5 Globuli, bis Schmerz und Blutung nachgelassen haben.

Calendula D3
Denken Sie bei Riss- und Schürfwunden an Calendula, die Ringelblume. Bei schlecht heilenden Wunden mit Eiterungsneigung bringt sie oft Hilfe und unterstützt die Heilung. Zur Verhinderung von Infektionen kann auch mit verdünnter Calendula-Urtinktur die Wunde gereinigt werden, in seltenen Fällen bereitet eine Korbblütler-Allergie dabei Probleme. Verdünnen Sie ein Teil Calendula-Urtinktur mit 10 Teilen körperwarmem Wasser oder isotonischer Kochsalz-Lösung und reinigen Sie damit die Wunde.

Staphisagria D 4
Staphisagria wird für Schnittwunden mit stechenden Schmerzen, die sich wie Messerstiche anfühlen, eingesetzt und hilft auch zur schnelleren Wundheilung nach Operationen und Verletzungen durch Glassplitter.

Hypericum D 6
Sind Körperteile betroffen, die besonders empfindlich sind, geben Sie Hypericum, das Johanniskraut. Nervenreichen Areale sind zum Beispiel die Finger, die Zehen, das Gesicht und die Zunge; hier sind die Schnitt- oder Schürfwunden besonders schmerzhaft, der Schmerz hat einen ziehenden Charakter und folgt dem Nerv.

Silicea D 6
Silicea ist bei Verletzungen durch Splitter und andere Fremdkörper angebracht, es fördert die Austreibung dieser Partikel aus der Wunde. Hierzu kann zusätzlich zur innerlichen Gabe auch ein Bad mit Silicea-Globuli in Wasser gemacht werden: Lösen Sie dazu 5 Globuli in einem Glas Wasser auf.

Komplex-Homöopathika bei Offenen Verletzungen

◘ **Tab. 2.13** Offene Verletzungen: Komplex-Homöopathika und Anwendungsgebiete

Präparat	Anwendung
Arnika Pentarkan® S Tropen	bei Wundheilungsstörungen
Calendula N Oligoplex® Tropfen	bei Wunden, Blutungen, Blutergüssen

2.3.3 Stumpfe Verletzungen, Sportverletzungen

Sport ist zwar nicht immer gleich Mord, zu stumpfen Verletzungen kommt es aber häufig. Diese Prellungen, Zerrungen und Verstauchungen sollten immer zuerst nach der PECH-Regel behandelt werden, um das Ausmaß des Blutergusses und der Schwellung so klein wie möglich zu halten. Die PECH-Regel finden Sie im Kasten „Tipps für die Praxis". Danach kommt die weitere Behandlung, beim Arzt oder in der Selbstmedikation.

Wann sollten Sie zum Arztbesuch raten

Ist ein Körperteil in einer unnatürlichen Position oder können bestimmte Bewegungen nicht mehr ausgeführt werden ist es höchste Zeit für die Ambulanz oder den nächsten Arzt. Auch bei starker Schwellung, starkem Schmerz oder großen Blutergüssen sollte vorsichtshalber der Arztbesuch empfohlen werden.

Ist der Kopf betroffen sollte bei Übelkeit, Desorientierung, anhaltendem Schwindel oder Kopfschmerz auch ein Arzt hinzugezogen werden.

Der Weg zum passenden Mittel

Im Beratungsdiagramm können Sie mögliche Wege zu einer Empfehlung finden. Stellen Sie die entsprechenden Fragen und lassen Sie sich zum geeigneten Mittel leiten (o Abb. 2.15).

Beratungsbeispiel

Heute humpelt Frau Schnell in die Apotheke und verlangt nach Ihrer Hilfe: „Ich bin vom Fahrrad gestürzt und habe mir dabei den Knöchel verletzt, was können Sie mir da empfehlen?", fragt die Kundin. „Ist es denn gerade erst passiert und tut Ihnen sonst noch etwas weh?", ermuntern sie Frau Schnell, um noch etwas mehr Informationen zu bekommen. „Es ist gerade vor der Apotheke passiert und sonst habe ich mir nicht weh getan, das ist wirklich ein Wunder. Ich bin am Fußgänger-Überweg beim Anhalten an der Bordsteinkante abgerutscht und habe mir beim Fallen den Fuß übertreten. Jetzt tut es beim Auftreten ganz schön weh, aber ich kann den Fuß ganz normal bewegen." „Setzen Sie sich doch ein Weilchen hier auf unsere Bank und ich bringe Ihnen eine Kälte-Kompresse, damit die Schwellung nicht so stark wird. Legen Sie das Bein hier hoch und am besten nehmen Sie auch noch gleich Arnica D 6 Globuli ein", raten Sie der Patientin. Nach einigen Minuten hat der Schmerz schon ein wenig abgenommen und Sie empfehlen einen Stützverband mit einer Idealbinde oder einer Knöchelbandage. „Das Bewegen schmerzt zwar immer noch, aber der Schmerz insgesamt ist schon etwas besser", bemerkt Frau Schnell. Sie haben nun auch genügend Informationen für das Folgemittel nach Arnica:

2.3 Erkrankungen der Haut und Verletzungen

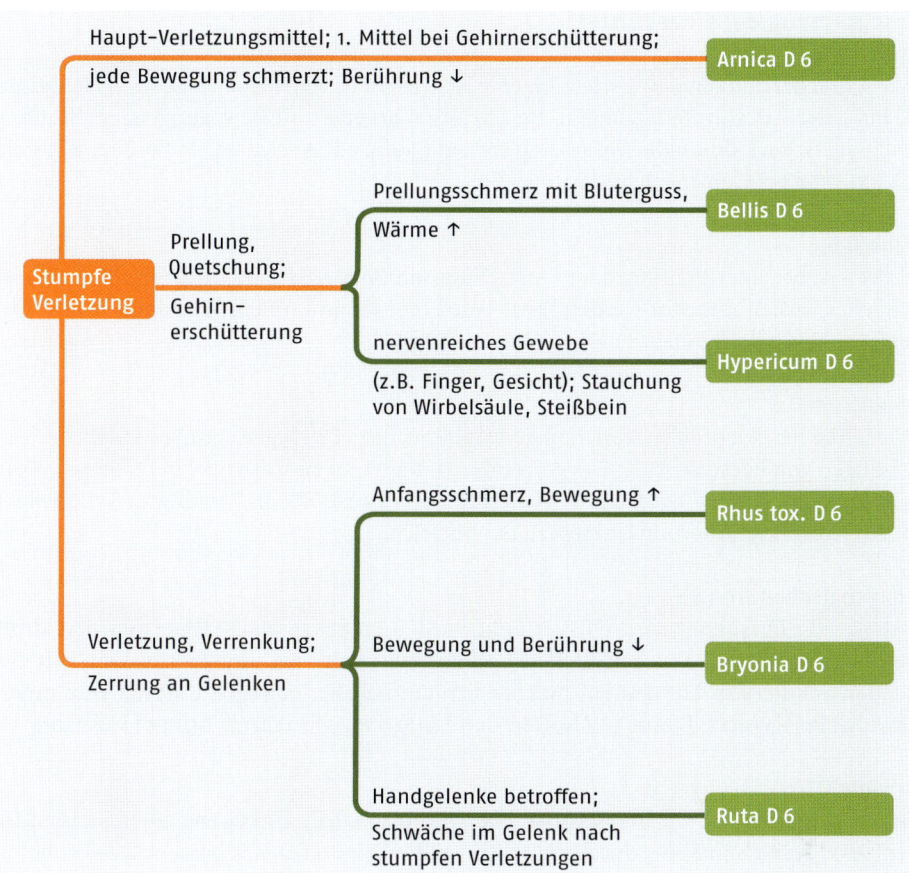

Abb. 2.15 Beratungsdiagramm: Stumpfe Verletzungen

Verstauchung des Knöchels – Bewegung verstärkt den Schmerz: Empfehlen Sie Frau Schnell nun Bryonia D 6 alle 2 Stunden 5 Kügelchen und wenn Besserung eingetreten ist nur noch 3-mal täglich einzunehmen. Sollten die Beschwerden sich nicht schnell bessern, eine starke Schwellung oder ein großer Bluterguss hinzukommen, raten Sie Frau Schnell zu einem Arztbesuch.

Tipps für die Praxis
PECH-Regel bei stumpfer Verletzung beachten
P = Pause. Die ausgeübte Tätigkeit oder Bewegung soll sofort unterbrochen werden.
E = Eis. Kühlung der verletzten Körperstelle verkleinert das Ausmaß der Verletzungsfolgen.
C = Kompression. Ein stützender Verband mit einer Idealbinde lässt die Schwellung kleiner ausfallen und schont den Halteapparat des Gelenkes.
H = Hochlagern. Auch das Hochlagern vermindert die Schwellung und Einblutung ins Gewebe.

Beschreibung der Einzelmittel

Arnica D 6
Wie schon bei den offenen Verletzungen beschrieben ist Arnica das Erst- und Hauptmittel bei jeder Art von Verletzungen. Berührung schmerzt und Bewegung verschlimmert. Auch der Schock durch die Verletzung spricht häufig auf Arnica an. Außerdem ist es das Hauptmittel bei Gehirnerschütterung.

Bellis D 6
Bildet sich bei einer Prellung oder Quetschung ein Bluterguss hilft oft Bellis, damit dieser schneller wieder aufgelöst werden kann. Auch hier kommt oft ein Wundheits- oder Zerschlagenheitsgefühl hinzu.

Hypericum D 6
Wie schon bei den offenen Verletzungen erwähnt, hat sich Hypericum besonders bei Verletzungen von nervenreichen Körperarealen bewährt, so zum Beispiel bei Quetschungen und Prellungen der Finger, der Wirbelsäule und des Steißbeins. Auch gegen die Folgen einer Gehirnerschütterung ist Hypericum hilfreich.

Rhus toxicodendron D 6
Gelenke, die überdehnt, verdreht, verrenkt wurden, sprechen oft auf Rhus toxicodendron, den Giftsumach, an. Die betroffenen Gelenke sind heiß, rot und geschwollen mit ziehenden Schmerzen. Der Patient möchte sich am liebsten bewegen und hat eine innere Unruhe. Fortgesetzte Bewegung bessert den Schmerz, auch Wärme bringt Linderung.

Bryonia D 6
Das Gegenteil haben wir bei Bryonia: Hier verursacht jede Bewegung einen stechenden Schmerz, der sich in Ruhe, durch kühle Anwendungen und Druck bessert. Der Patient ist recht empfindlich und reizbar.

Ruta D 6
Bei Verstauchungen mit Schwäche und Lahmheitsgefühl, besonders des Handgelenks, ist Ruta das bewährteste Mittel.

Komplex-Homöopathika bei stumpfen Verletzungen

Tab. 2.14 Stumpfe Verletzungen: Komplex-Homöopathika und Anwendungsgebiete

Präparat	Anwendung
Symphytum N Oligoplex® Tropfen	bei stumpfen Verletzungen, besonders mit Beteiligung der Knochenhaut und Knochen
Traumeel® S Creme	bei stumpfen Verletzungen verschiedener Ursache
Traumeel® Tabletten oder Tropfen	bei Verletzungen verschiedener Ursache

2.3.4 Verbrennungen

Verbrennungen werden in verschiedene Schweregrade eingeteilt:
1. Grad: Rötung und Schmerz, wie bei einem Sonnenbrand ohne Blasen.
2. Grad: Blasenbildung und Schmerz. Hier ist der Schmerz viel stärker, die obere Hautschicht hebt sich ab, häufig bildet sich Wundsekret.
3. Grad: Alle Hautschichten sind betroffen, das darunter liegende Gewebe ist erreicht. Diese Verbrennungen sind oft weniger schmerzhaft, die Haut trocken, ledrig, manchmal schwarz verkohlt.

Wann sollten Sie zum Arztbesuch raten

Leichte Verbrennungen: Bei Verbrennungen 1. Grades und kleinen Verbrennungen 2. Grades, die nicht größer als 3 cm im Durchmesser sind, kann eine Behandlung im Rahmen der Selbstmedikation durchgeführt werden.

Bei Verbrennungen im Gesicht, an Händen, Füßen, Geschlechtsteilen oder großen Gelenken (Knie, Ellbogen) ist eventuell schon dann ärztliche Hilfe anzuraten.

Größere Verbrennungen 2. Grades und jede Verbrennung 3. Grades gehören sofort in ärztliche Behandlung.

Der Weg zum passenden Mittel

Im Beratungsdiagramm können Sie mögliche Wege zu einer Empfehlung finden. Stellen Sie die entsprechenden Fragen und lassen Sie sich dadurch zum geeigneten Mittel leiten.

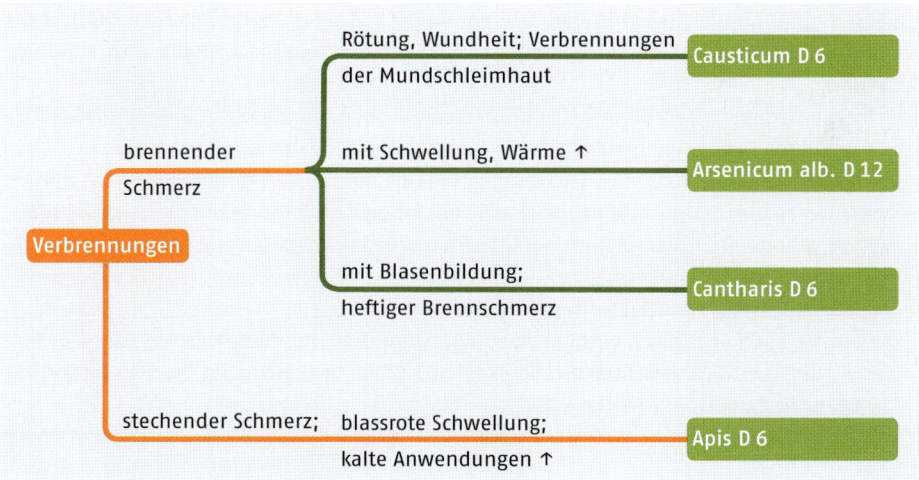

Abb. 2.16 Beratungsdiagramm: Verbrennungen

Beratungsbeispiel

Herr Koch zeigt Ihnen seinen Unterarm, der eine handtellergroße Rötung mit leichter Schwellung aufweist. An zwei Stellen sind etwa 1 cm große Blasen, die mit Flüssigkeit gefüllt sind. „Wie ist denn das passiert, Herr Koch?", fragen Sie nach. „Ich hatte Teewasser aufgesetzt und wollte mir gerade eine Tasse aufgießen, als meine Frau aus dem Wohnzimmer nach mir gerufen hat. Da habe ich kurz nicht aufgepasst und mir von dem kochend heißen Wasser auf den Unterarm geschüttet. Natürlich habe ich sofort den Arm unter fließendes kaltes Wasser gehalten, aber der Schaden war schon da", erklärt Herr Koch. Sie haben erkannt, dass es sich zwar um eine sehr unangenehme Verbrennung handelt, diese allerdings größteils 1. Grades ist und nur an zwei kleinen Stellen 2. Grades. Sie befindet sich am Unterarm und ist damit zur Selbstmedikation geeignet. „Wie fühlt sich die Verbrennung denn an?", wollen Sie noch von Herrn Koch wissen. „Es ist ein starkes Brennen da, ich brauche etwas gegen diese brennenden Schmerzen", sagt Herr Koch.

Brennender Schmerz – Blasenbildung – heftiger Brennschmerz; mit diesen Hinweisen können Sie auf ein bewährtes homöopathisches Mittel zurückgreifen: Cantharis D 6. Empfehlen Sie Herrn Koch die Verbrennung steril abzudecken, besonders den Bereich mit den Blasen. Dann soll er Cantharis D 6 alle halbe Stunde 5 Kügelchen einnehmen und wenn sich der Schmerz gebessert hat nur noch 3-mal täglich.

Tipps für die Praxis
Leichte Verbrennungen (1. Grad oder 2. Grad bis 3 cm Durchmesser):
- Die Verbrennung in kaltes Wasser tauchen, am besten sogar für 5 Minuten unter fließendes kaltes Wasser halten. Kein Eis anwenden, das kann den Gewebeschaden noch vergrößern!
- Die Verbrennung, besonders bei Blasenbildung oder schon abgehobenen oberen Hautschichten, steril abdecken und sachte fixieren.
- Auf Zeichen einer Infektion der Verletzung achten und gegebenenfalls doch noch einen Arzt hinzuziehen.

Schwere Verbrennungen (bei größeren Verbrennungen 2. Grades, Verbrennungen des Gesichts, der Hände und Füße, der Geschlechtsorgane oder großen Gelenke und alle Verbrennungen 3. Grades):
- Schicken Sie den Patienten sofort in die Arztpraxis oder Ambulanz des Krankenhauses. Bei stärkerer Beeinträchtigung des Patienten verständigen Sie den Krankenwagen.
- Entfernen Sie keine Textilien oder Fremdkörper, die mit der Verbrennung verklebt sind.
- Für einen kurzen Zeitraum können Sie mit kühlen, nassen Kompressen die verbrannten Stellen behandeln, dafür ist noch besser isotonische Kochsalz-Lösung geeignet, um den Gewebeschaden einzudämmen.
- Decken Sie die verbrannten Stellen steril ab.
- Halten Sie nach Anzeichen eines Schocks Ausschau: feuchte Haut, flacher, schneller Puls, Verwirrung oder Bewusstlosigkeit, Übelkeit und Erbrechen. Hier sind die Schocklage oder bei Erbrechen die stabile Seitenlage hilfreich.

Beschreibung der Einzelmittel
Causticum D 6
Diese Verbrennungen zeichnen sich durch einen brennenden Schmerz, Rötung und Wundheit der betroffenen Areale aus. Auch bei Verbrennungen der Mundschleimhaut leistet dieses Mittel gute Dienste.

Arsenicum album D 12
Auch hier ist der Schmerz brennend, die verbrannten Gebiete sind geschwollen und der Patient unruhig. Warme Anwendungen verbessern die Schmerzen.

Cantharis D 6
Hier kommt zum brennenden Schmerz noch die Blasenbildung hinzu. Cantharis, aus der Spanischen Fliege gewonnen, ist bei allen Verbrennungen mit Blasenbildung angezeigt.

Apis D 6
Bei Apis, der Honigbiene, ist der Schmerz von anderem Charakter, er wird als stechend beschrieben. Erinnern Sie sich an Ihren letzten Bienenstich, so sollte das Schmerzempfinden sein, wenn Apis angezeigt ist. Die Schwellung an der verbrannten Stelle ist blassrot und kalte Umschläge bessern die Beschwerden. Die Verbrennung ist sehr berührungsempfindlich.

Komplex-Homöopathika bei Verbrennungen

◻ **Tab. 2.15** Verbrennungen: Komplex-Homöopathika und Anwendungsgebiete

Präparat	Anwendung
Calendula Salbe Heel S	bei Verbrennungen
Calendumed® Gel	bei leichten Verbrennungen
Calendula N Oligoplex® Tropfen	bei Verbrennungen und Hautreizungen

2.3.5 Blutergüsse

Blutergüsse hat wohl jeder schon am eigenen Leib erfahren. Beginnend mit einem rotblauen Fleck kann man langsam die Veränderung über dunkelblau, blaugrün, grün-gelb, gelb verfolgen, bis der Bluterguss vom Körper wieder ganz abgebaut worden ist. Homöopathisch lässt sich dieser Abbau etwas beschleunigen oder gleich zu Anfang das Ausmaß des entstehenden Blutergusses verringern.

Wann sollten Sie zum Arztbesuch raten
Treten Blutergüsse nach stumpfen Verletzungen auf, ist meist kein Arztbesuch notwendig. Ist der Bluterguss jedoch im Augen- oder Genitalbereich, ist er ohne erkennbare Ursache aufgetreten oder treten zusätzlich Probleme mit Beweglichkeit oder Empfindung an diesen Stellen auf, sollten Sie den Patienten zum Arzt verweisen. Besonders Patienten mit gerinnungshemmenden Medikamenten wie ASS, Marcumar® (Phenprocoumon), Heparin, oder Pradaxa® (Dabigatranetexilat) sollten bei plötzlichem Auftreten von Blutergüssen ohne erkennbaren Grund oder auch bei etwas größeren Blutergüssen sofort zum Arzt geschickt werden.

Natürlich sind auch sehr großflächige Blutergüsse nicht zur Selbstbehandlung ohne vorhergehenden Arztbesuch geeignet.

Der Weg zum passenden Mittel
Im Beratungsdiagramm können Sie mögliche Wege zu einer Empfehlung finden. Stellen Sie die entsprechenden Fragen und lassen Sie sich dadurch zum geeigneten Mittel leiten.

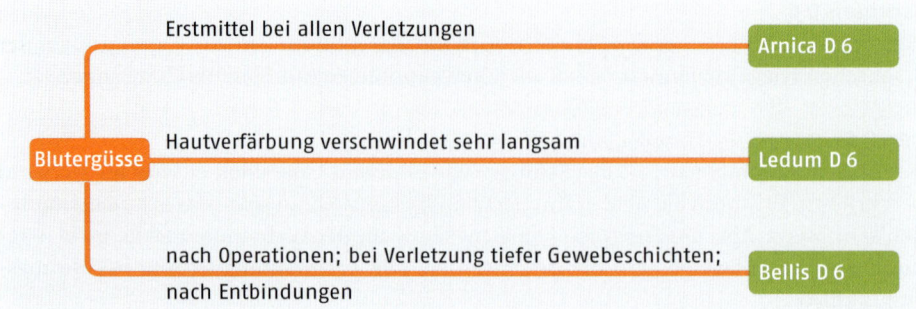

○ **Abb. 2.17** Beratungsdiagramm: Blutergüsse

Beratungsbeispiel
Herr Stoss ist aktiver Sportler und hat nach einem Handball-Spiel mit einigen Blutergüssen zu tun. „Ich hatte vor einer Woche ein etwas raues Handballspiel mit einigen Stürzen. Jetzt gehen die blauen Flecke nur sehr langsam weg und ich möchte etwas dagegen unternehmen. Haben Sie da einen homöopathischen Tipp?" Sie haben schon gleich zu Anfang wichtige Informationen erhalten, dennoch haken Sie nach: „Wo sitzen die Blutergüsse denn und haben Sie sonst noch anhaltende Beschwerden an diesen Stellen?" „Am Oberschenkel ist einer, an der Schulter auch. Sonst habe ich keine Probleme, sie tun auch nicht mehr weh. Sicher war es gut, dass ich gleich Arnica eingenommen habe. Mich stört nur, dass es so lange dauert bis die Verfärbung weggeht." Ein klarer Fall für die Selbstmedikation, denken Sie sich. „Massieren Sie 3-mal täglich diese Arnica-Salbe in die betroffenen Hautareale ein, außerdem würde ich jetzt lieber Ledum D 6 einnehmen, das hat sich für Blutergüsse, die sich nur langsam entfärben, gut bewährt", beraten Sie Herrn Stoss.

Tipps für die Praxis
Um Blutergüsse schon von Anfang an klein zu halten, gilt bei stumpfen Verletzungen wie Prellungen, Quetschungen, Stauchungen die unter ▶ Kapitel 2.3.3 beschriebene PECH-Regel, Pause – Eis – Kompression – Hochlagern. Dann das Erstmittel Arnica D 6 und eventuell im Anschluss Bellis oder Ledum, je nach Art der Beschwerden.

Beschreibung der Einzelmittel
Arnica D 6
Wie schon bei den offenen und stumpfen Verletzungen beschrieben ist Arnica das Erstmittel bei Verletzungen aller Art. Empfehlen Sie es am Anfang häufig einzunehmen, eventuell sogar alle 10 Minuten. Beim Nachlassen des Schmerzes kann nur noch alle 2 Stunden eingenommen werden und schließlich noch 3-mal am Tag.

Ledum D 6
Ein Folgemittel auf Arnica ist Ledum, der Sumpfporst. Er wird für Blutergüsse, deren Verfärbung nur langsam nachlässt, empfohlen. Hier genügt die 3-mal tägliche Anwendung.

Bellis D 6
Sind die Blutergüsse durch Operationen, Entbindungen oder durch Verletzung tieferer Gewebeschichten entstanden, ist Bellis, das Gänseblümchen, ein gutes Folgemitte nach Arnica. Der Patient empfindet Wärme als bessernd, Kälte tut nicht gut. Empfehlen Sie 3-mal am Tag Bellis D 6 einzunehmen.

Komplex-Homöopathika bei Blutergüssen

◻ **Tab. 2.16** Blutergüsse: Komplex-Homöopathika und Anwendungsgebiete

Präparat	Anwendung
Traumeel® S Creme	bei stumpfen Verletzungen verschiedener Ursache, auch bei Blutergüssen
Traumeel® S Tabletten oder Tropfen	bei Verletzungen verschiedener Ursache
Arnica comp. Gel	bei Blutergüssen und stumpfen Verletzungen
Calendula N Oligoplex® Tropfen	bei Verletzungen mit Blutungen, Blutergüssen

2.3.6 Insektenstiche, -bisse

Besonders bei schönem Wetter, wenn es uns in die Natur hinaus zieht, werden wir leider auch durch Insekten geplagt. Ob Stechmücken-, Bienen- oder Wespenstiche oder Zeckenbisse, der Juckreiz und die Schwellung können die ungetrübte Freude am Naturgenuss sehr beeinträchtigen. Am besten vermeidet man Insektenstiche von vornehrein durch entsprechende Kleidung und geschicktes Verhalten. Auch manche ätherische Öle können Insekten fernhalten.

Wann sollten Sie zum Arztbesuch raten

Bei sehr starken Reaktionen auf Insektenstiche, wie Atembeschwerden, Kreislaufschwäche oder Übelkeit sollte an eine akute allergische Reaktion gedacht werden und der Notdienst oder Arzt zu Hilfe gezogen werden. Auch bei Fieber nach Stichen, bei starken Schwellungen, heftigen Kopfschmerzen oder einer sich ausbreitenden Rötung um die Stichstelle ist ärztliche Hilfe angezeigt. Stiche in Nähe der Augen, am Mund oder Hals sind bei starkem Anschwellen eine Sache für den Arzt. Zecken sollten baldmöglichst fachgerecht entfernt werden und die Zeckenbisse müssen genau beobachtet werden. Tritt eine bleibende, sich um den Zeckenbiss ausbreitende Verfärbung auf oder sind grippeartige Symptome wie Fieber oder Gliederschmerzen nach dem Biss aufgetreten, muss wegen Verdacht auf Borreliose der Arzt aufgesucht werden.

Der Weg zum passenden Mittel

Im Beratungsdiagramm können Sie mögliche Wege zu einer Empfehlung finden. Stellen Sie die entsprechenden Fragen und lassen Sie sich dadurch zum geeigneten Mittel leiten.

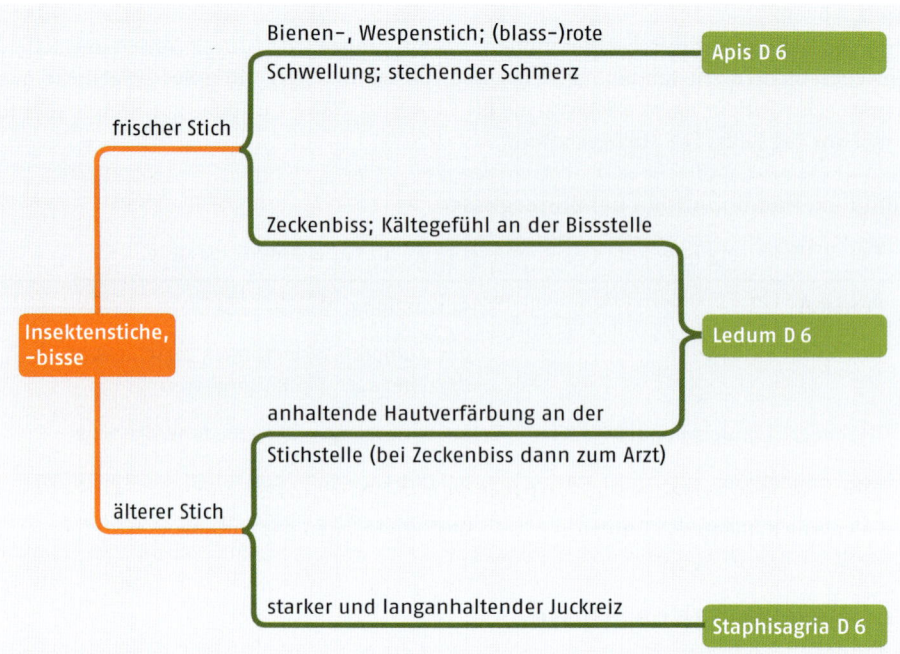

○ **Abb. 2.18** Beratungsdiagramm: Insektenstiche, -bisse

Beratungsbeispiel
Herr Grünfreund kratzt sich heftig am Unterarm, als er die Apotheke betritt und zeigt Ihnen die Ursache. „Es ist immer so schön am Baggersee, wenn nur diese Wespen nicht wären. Gerade hat man sein Vesper ausgepackt, da fallen sie regelrecht über einen her und mir fällt es dann nicht leicht die Ruhe zu bewahren. Vermutlich habe ich zu heftig herumgefuchtelt, auf alle Fälle haben mich gleich zwei dieser Viecher in den Arm gestochen, das tut vielleicht weh!" sprudelt es aus Herrn Grünfreund nur so heraus. „Sie haben keine Allergie gegen Bienen oder Wespen? Geht es Ihnen im Moment gut – bis auf den Schmerz der Stiche?", wollen Sie von Ihrem Kunden wissen. „Natürlich reagiere ich allergisch auf diese Mistviecher, die können einem den ganzen Aufenthalt am See verderben. Ansonsten geht es mir gut, die Stiche brennen eben noch etwas und jucken auch schon ganz kräftig."
„Sie haben also keine Insektengift-Allergie", stellen Sie beruhigt fest. Für einen homöopathischen Rat haben Sie schon genügend Informationen: Frischer Insektenstich – vermutlich Biene oder Wespe mit stechendem Schmerz und praller Schwellung. Raten Sie Herrn Grünfreund die Stiche mit einer Kühlkompresse zu kühlen und anfangs alle halbe Stunde Apis D 6 einzunehmen. Nachdem der stechende Schmerz nachgelassen hat, kann er Apis D 6 noch 3-mal am Tag einnehmen, bis auch der Juckreiz nachgelassen hat.

Tipps für die Praxis
Wie vermeidet man Insektenstiche?
- Möglichst nicht in der Dämmerung draußen aufhalten, da sind die Insekten besonders aktiv.
- Leichte, langärmelige Kleidung schützt vor Insektenstichen.
- Insektenabwehrmittel – Repellentien – senken das Risiko gestochen zu werden. Hierzu können auch entsprechende Duftkerzen oder Verdunster für Citronella-, Nelken- oder Zedernholzöl eingesetzt werden.
- Parfum und grelle, farbige Kleider können falsche Signale senden und Insekten anlocken. Auch Essen im Freien oder herumliegendes Obst lockt Insekten, besonders Wespen, an.
- Türen und Fenster mit Insektengittern versehen.

Beschreibung der Einzelmittel
Apis D 6
Apis ist das bewährteste Mittel für Insektenstiche, besonders für Bienen- und Wespenstiche. Der Schmerz ist stechend und wird dann von einer (blass)roten Schwellung begleitet. Kalte Anwendungen tun gut. Anfangs kann Apis D 6 noch häufig angewendet werden, auch alle 10 Minuten. Bei Besserung wird die Anwendungshäufigkeit langsam auf 3-mal täglich heruntergesetzt.

Ledum D 6
Ledum wird bei Insektenbissen, z. B. von Zecken, verwendet, auch wenn die Einstichstelle bei Insektenstichen sich kühl anfühlt. Ebenso ist Ledum bei anhaltenden Verfärbungen nach Insektenstichen das Mittel der Wahl. Wärme ist unangenehm und kalte Anwendungen verbessern. Akut kann Ledum D 6 auch halbstündlich angewendet werden, später nur noch 3-mal am Tag.

Staphisagria D 6
Ist ein langanhaltender Juckreiz nach dem Insektenstich unangenehm, kann Staphisagria Hilfe bringen. Empfehlen Sie die 3-mal tägliche Einnahme.

Komplex-Homöopathika bei Insektenstichen

Tab. 2.17 Insektenstiche: Komplex-Homöopathika und Anwendungsgebiet

Präparat	Anwendung
Apis F Komplex 10 Tropfen, Fa. Nestmann	bei Insektenstichen

2.3.7 Lippenherpes
Durch Brennen, Ziehen oder Kribbeln kündigt sich der Lippenherpes meist schon im Vorfeld an. Wer ihn kennt, kann schon ohne die charakteristischen Bläschen, die später aufplatzen und krustig antrocknen, bei sich spüren, ob ein Herpes im Anmarsch ist und entsprechend handeln. Üblicherweise ist es eine harmlose, durch im Körper schon vorhandene Herpes-Viren verursachte Angelegenheit. Auslöser sind meist vorangegangene Infekte, viel UV-Strahlung, Stress, Ekel oder ein allgemein schwaches Immunsystem.

Wann sollten Sie zum Arztbesuch raten

Sind größere Hautstellen befallen, treten die Lippenherpes-Ausbrüche sehr häufig auf oder nicht an den gewohnten Regionen (Lippen und angrenzende Hautgebiete) sollte der Arztbesuch empfohlen werden. Ebenso bei besonders schmerzhaftem Lippenherpes oder falls dieser mit Fieber und weiteren Allgemeinsymptomen auftritt sollte sich ein Arzt den Patienten anschauen. Haben sich die Bläschen zusätzlich mit Bakterien infiziert und kommt es zu eitrigen Bläschen und Krusten muss auch der Arzt hinzugezogen werden. Ebenso ist bei Schwangeren und Menschen, die immunsupprimiert sind, Vorsicht geboten.

Der Weg zum passenden Mittel

Im Beratungsdiagramm können Sie mögliche Wege zu einer Empfehlung finden. Stellen Sie die entsprechenden Fragen und lassen Sie sich dadurch zum geeigneten Mittel leiten.

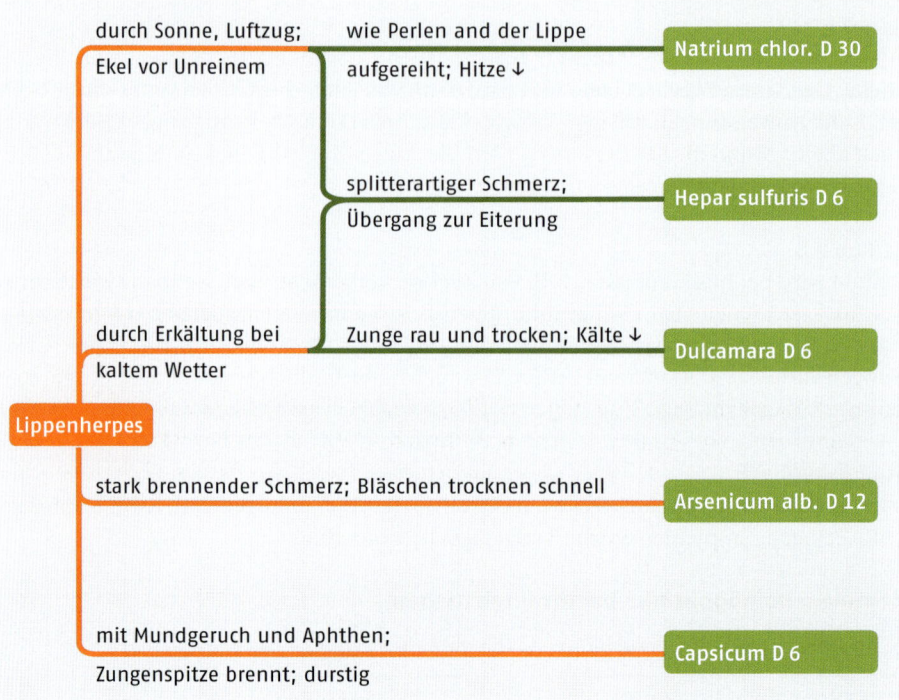

○ **Abb. 2.19** Beratungsdiagramm: Lippenherpes

Beratungsbeispiel

Frau Schmuck hat gerade ein Rezept bei Ihnen eingelöst und erzählt Ihnen nun: „Es ist schon verblüffend, immer wenn ich aus einem schmutzigen Glas trinke, bekomme ich schon am nächsten Tag diese Fieberbläschen an der Oberlippe. Schauen Sie sich das mal an!" Sie sehen am Rand der Oberlippe von Frau Schmuck einige Bläschen, die fast wie Perlen aufgereiht wirken. Fragen Sie nach: „Haben Sie noch an anderen Stellen diese Bläschen, oder geht es Ihnen auch sonst nicht so gut?" „Nein, sonst geht es mir gut, ich habe wie immer Stress im Büro und in der Wärme schmerzen die Lippenbläschen stärker."

Auch hier haben Sie mit wenigen Fragen ausreichend Informationen erhalten, um sicher in der Selbstmedikation agieren zu können. Auslöser: Ekel vor schmutzigen Gläsern – Herpesbläschen wie Perlen am Lippenrand – Wärme verschlechtert; das deutet auf Natrium chloratum D 30 hin. Empfehlen Sie der Kundin von diesem Mittel am ersten Tag noch 3-mal 5 Kügelchen einzunehmen, ab dem zweiten Tag nur noch einmal täglich 5 Kügelchen.

Tipps für die Praxis
Das Immunsystem stärken, Stress meiden, vor UV-Strahlung schützen
Empfehlen Sie Patienten, die immer wieder unter Lippenherpes leiden, Maßnahmen um ihr Immunsystem zu stärken. Dazu gehört eine vielseitige, gesunde Ernährung, genügend Bewegung an der frischen Luft, genügend Schlaf und der bewusste Umgang mit den Anforderungen des Alltags. Hier können Entspannungskurse, Yoga, Tai Chi, Autogenes Training, Progressive Muskelentspannung und viele andere Methoden Hilfe bringen. Bei Aufenthalt in den Bergen oder sehr sonnigen Tagen ist auf einen guten UV-Schutz von Lippen und Gesicht zu achten, empfehlen Sie entsprechende Sonnenschutzpräparate mit hohem UV-A-Schutz.

Beschreibung der Einzelmittel
Natrium chloratum D 30
Hier sind Luftzug, Sonneneinstrahlung und Ekel vor Schmutz meist die Auslöser, ebenso tiefsitzender, lange bestehender Kummer. Die Bläschen reihen sich wie Perlen am Lippenrand auf, immer mal wieder kommt es zu dieser Erscheinung. Wärme verschlechtert die Beschwerden. Natrium chloratum D 30 kann anfangs auch 2- bis 3-mal am Tag gegeben werden, bei Anzeichen von Besserung reicht dann die einmal tägliche Gabe von 5 Globuli.

Hepar sulfuris D 6
Wenn eine Neigung zu Eiterungen vorliegt und die Bläschen den Anschein erwecken zu vereitern, kann oft Hepar sulfuris noch helfen. Die Herpesbläschen verursachen einen stechenden Schmerz wie der von Splittern. Empfehlen Sie dieses Mittel dann alle 60 Minuten einzunehmen und bei Besserung noch 3-mal am Tag.

Dulcamara D 6
Tritt der Lippenherpes durch Erkältung bei kaltem Wetter auf und wird durch Kälte noch verschlimmert deutet dies auf Dulcamara hin. Der Speichel ist dann häufig zäh und seifig, die Zunge rau und trocken. Wärme und Bewegung bessern. Auch dieses Mittel kann anfangs stündlich verabreicht werden, im Anschluss 3-mal am Tag.

Arsenicum album D 12
Arsenicum wirkt am besten bei Lippenbläschen mit stark brennendem Schmerz. Die Bläschen trocknen rasch und der Patient ist insgesamt unruhig. Auch für Patienten mit allerlei chronischen Erkrankungen, die unter Herpes leiden, ist Arsenicum bewährt. Anfänglich noch alle 2 Stunden gegeben wird Arsenicum album D 12 nach den ersten Anzeichen von Besserung nur noch 2-mal täglich verabreicht.

Capsicum D 6
Werden die Lippenbläschen von unangenehmem Mundgeruch begleitet und kommen auch noch die schmerzhaften rot-weißlichen Wunden in der Mundschleimhaut hinzu

(Aphthen) ist oft Capsicum D 6 hilfreich. Die Patienten sind sehr durstig und haben manchmal die Empfindung von Brennen an der Zungenspitze. Empfehlen Sie Capsicum anfangs jede Stunde 5 Kügelchen zu nehmen, dann nur noch 3-mal am Tag.

Komplex-Homöopathika bei Lippenherpes

▫ **Tab. 2.18** Lippenherpes: Komplex-Homöopathika und Anwendungsgebiete

Präparat	Anwendung
Traumeel® S Tabletten oder Tropfen	gegen die Entzündung
Engystol® Tabletten	zur Abwehrsteigerung
Echinacea N Oligoplex® Tropfen	zur Abwehrsteigerung

2.3.8 Warzen

Warzen treten besonders gerne bei Kindern und Jugendlichen auf, manchmal auch gleich mehrere auf einmal. Manche Warzen sind durch Viren verursacht, deshalb können sie sich gut ausbreiten, wenn an den Warzen herumgeschnitten wird. Häufig verschwinden Warzen genauso unvermittelt wie sie gekommen sind, vielleicht hat dann das Immunsystem eine passende Abwehrstrategie gebildet.

Wann sollten Sie zum Arztbesuch raten

Treten Warzen bei Menschen über 45 Jahre auf, verändern sich die Warzen auffällig oder bluten, dann sollten Sie den Patienten zum Arzt verweisen, um gefährliche Hautveränderungen auszuschließen. Auch bei Warzen im Bereich der Genitalien oder des Anus ist Vorsicht geboten, vielleicht handelt es sich um Feigwarzen, eine ansteckende Erkrankung, die auf alle Fälle ärztlicher Behandlung bedarf.

Der Weg zum passenden Mittel

Im Beratungsdiagramm können Sie mögliche Wege zu einer Empfehlung finden. Stellen Sie die entsprechenden Fragen und lassen Sie sich zum geeigneten Mittel leiten (◐ Abb. 2.20).

Beratungsbeispiel

Frau Hartfuß hat ihren 14-jährigen Sohn mit in die Apotheke gebracht und beschreibt Ihnen das Problem folgendermaßen: „Mein Sohn hat am Fuß eine Warze, schon seit einiger Zeit. Sie schmerzt beim Auftreten und wir möchten sie gerne loswerden." „Hat Ihr Sohn noch weitere Warzen und hat sich die Warze in letzter Zeit verändert?", wollen Sie wissen. „Diese eine reicht schon, sie ist ganz hart, wird langsam auch größer und stört beim Auftreten durch den Schmerz." „Bekommt Ihr Sohn auch sonst leicht Hornhaut oder Hühneraugen?", haken Sie nach.

„Ja, das liegt so in meiner Familie, wir neigen zu viel Hornhaut und müssen da immer Cremen und mit dem Bimsstein ran, damit das ordentlich aussieht." Raten Sie nun Frau Hartfuß und ihrem Sohn, nicht an der Warze herumzuschneiden und auf alle Fälle getrennte Handtücher, Waschlappen und Badeschuhe zu verwenden. Auch eine pH-neutrale Duschlotion können Sie ihr noch empfehlen, damit die Hautbarriere der Familienmitglieder gestärkt wird.

Für ein homöopathisches Mittel haben Sie genügend Anhaltspunkte: Harte, verhornte Warze – Fußsohle – Neigung zu Hornhaut und Hühneraugen. Sie empfehlen dem Sohn von Frau Hartfuß 3-mal täglich Stibium sulfuratum nigrum D 6 einzunehmen, je 5 Tropfen. Außerdem können Sie noch Thuja Extern zur äußerlichen Behandlung anraten, diese Tinktur soll dann morgens und abends auf die Warze aufgetupft werden.

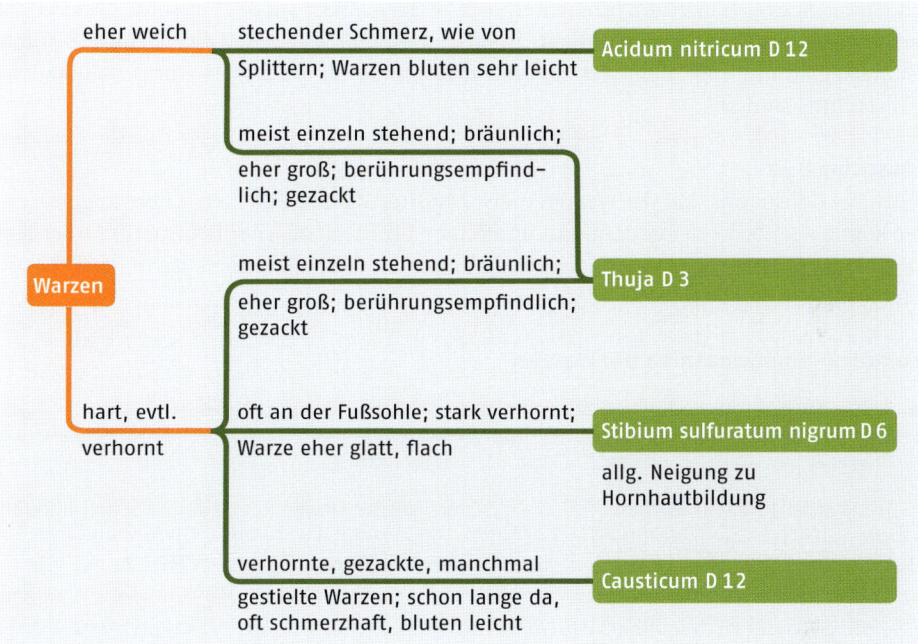

o Abb. 2.20 Beratungsdiagramm: Warzen

Tipps für die Praxis
Zur äußerlichen Behandlung verschiedenster Warzen hat sich „Thuja Extern", eine Tinktur der DHU, bewährt. Diese wird 2- bis 3-mal täglich auf die Warzen aufgetupft.
Auch sollte nicht an Warzen herumgeschnitten oder gedrückt werden, beim Bluten entstehen leicht Warzen in der Umgebung. In öffentlichen Bädern oder Saunen sollten Badeschuhe getragen werden und Handtücher, Waschlappen oder Hautcremes nicht gemeinsam benutzt werden. Zum Reinigen der Haut empfehlen sich pH-neutrale Produkte, um die Hautbarriere gegen Krankheitserreger stark zu halten.

Beschreibung der Einzelmittel
Acidum nitricum D 12
Diese Warzen kennzeichnet der stechende Schmerz, wie von Splittern. Sie bluten sehr leicht schon beim Waschen, sind meist weich und haben einen gezackten Rand, manchmal sind sie auch gestielt. Sie treten gerne an Händen, Augenlidern und Körperöffnungen auf. Empfehlen Sie dieses Mittel 2-mal täglich anzuwenden.

Thuja D 3
Thuja wird für Warzen verschiedenster Art eingesetzt. Besonders erfolgreich bei bräunlichen, einzeln stehenden und großen Warzen. Diese sind berührungsempfindlich. Thuja D 3 soll 3-mal täglich eingenommen werden.

Stibium sulfuratum nigrum D 6
Hier handelt es sich um sehr verhornte, harte Warzen, meist auf der Fußsohle. Der Patient neigt insgesamt zu starker Hornhaut- und Schwielenbildung. Die Oberfläche der Warze ist meist glatt und ragt nicht viel über das Hautniveau. In der D 6 ist eine 3-mal tägliche Anwendung sinnvoll.

Causticum D 12
Auch bei Causticum sind die Warzen meist hart, hornig und bestehen schon längere Zeit. Sie können gezackt oder gestielt sein und bluten bei mechanischer Belastung. Außerdem sind sie berührungsempfindlich und manchmal schmerzhaft. Causticum in der D 12 soll hier 2-mal am Tag gegeben werden.

Komplex-Homöopathika bei Warzen

Tab. 2.19 Warzen: Komplex-Homöopathika und Anwendungsgebiete

Präparat	Anwendung
Thuja Similiaplex® H Tropfen	bei Wucherungen der Haut und Schleimhaut
Thuja WA Oligoplex® Tropfen	bei Warzen

2.4 Erkrankungen des Bewegungsapparats

Junge Menschen kennen Beschwerden am Bewegungsapparat meist nur nach starker Belastung, Stürzen oder stumpfen Verletzungen. Bei Erwachsenen kommt es schon leichter zu Gelenkschmerzen, sei es durch Verletzung, Entzündung, Abnutzung oder ein rheumatisches Geschehen. An erster Stelle muss sicher die Analyse der Ursache stehen und eventuelle Veränderungen in Haltung und Bewegung eingeleitet werden; unterstützend ist die Behandlung mit homöopathischen Mitteln sinnvoll. Erkrankungen des rheumatischen Formenkreises haben häufig tiefliegende Ursachen, dann ist eine Konstitutionsbehandlung beim Homöopathien empfehlenswert, denn die Selbstmedikation wirkt dann zu oberflächlich.

2.4.1 Gelenkschmerzen

Für akute Schmerzen in Gelenken kann in der Selbstmedikation ein Behandlungsversuch unternommen werden. Hier sind die bewährtesten Mittel beschrieben, mit denen in vielen Fällen ein Behandlungserfolg zu erzielen ist.

Wann sollten Sie zum Arztbesuch raten
Ärztlich abgeklärt werden sollten Gelenkschmerzen, die neu aufgetreten sind und länger als 5 Tage andauern, besonders starke Schmerzen und Bewegungseinschränkungen oder

Schmerzen, die von Fieber begleitet werden. Auch starke Beschwerden für die kein Auslöser bekannt ist sollten vom Arzt untersucht werden.

Der Weg zum passenden Mittel
Im Beratungsdiagramm können Sie mögliche Wege zu einer Empfehlung finden. Stellen Sie die entsprechenden Fragen und lassen Sie sich dadurch zum geeigneten Mittel leiten.

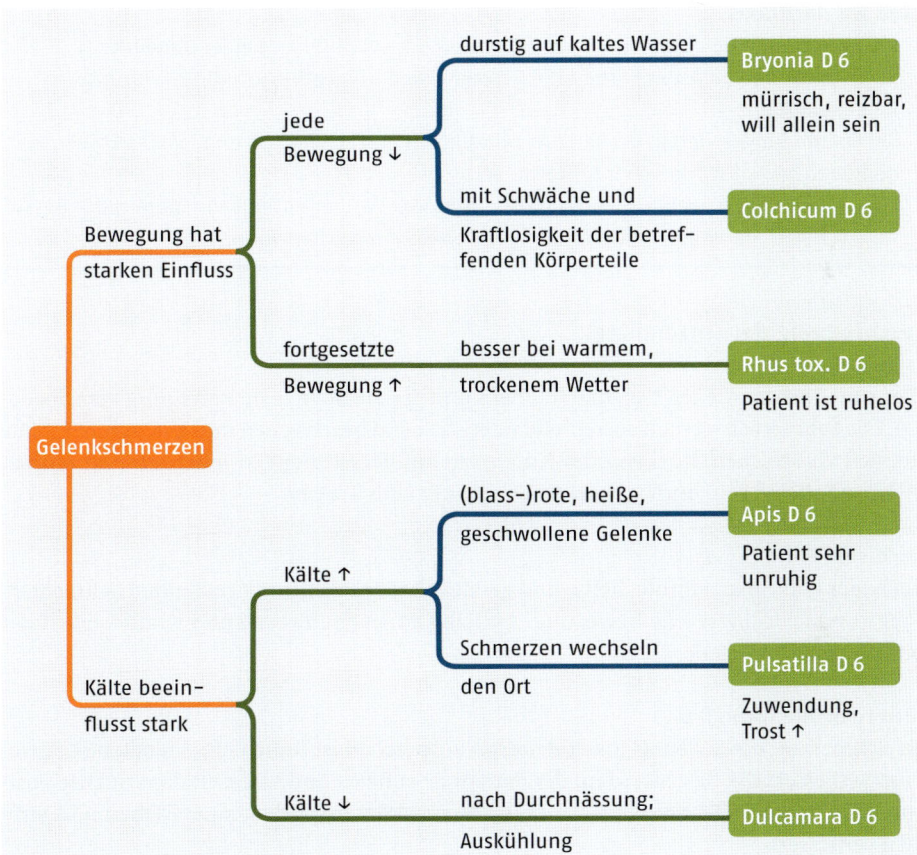

○ **Abb. 2.21** Beratungsdiagramm: Gelenkschmerzen

Beratungsbeispiel
Herr Beugau kommt nicht mit forschem Schritt in die Apotheke, wie Sie es gewohnt sind – heute humpelt er etwas. „Ich würde gerne etwas Homöopathisches für meine Knieschmerzen ausprobieren, vielleicht hilft es ja was", meint er schmunzelnd. „Haben Sie diese Schmerzen denn schon länger oder früher schon einmal gehabt?", entgegnen Sie ihm. „Na ja, mit diesem Knie habe ich immer mal wieder Probleme, seit einer Sportverletzung in meiner Jugend, ich war begeisterter Fußballer, müssen Sie wissen! Jetzt tut mir das Knie wieder seit gestern früh weh und will noch nicht besser werden." „Wird es nach etwas Bewegung dann besser und hat Kälte einen Einfluss auf die Beschwerden?", fragen Sie nach. „Nun ja, wenn ich morgens aufstehe ist es am schlimmsten, wenn ich dann in

Bewegung komme und bleibe, ist es schon etwas besser. Warmes, trockenes Wetter bekommt meinem Knie immer am besten", erklärt Herr Beugau etwas genauer.

Sie haben einige Anhaltspunkte für die Mittelwahl: Ruhe verschlechtert – fortgesetzte Bewegung bessert – warmes, trockenes Wetter bringt Besserung. Empfehlen Sie Herrn Beugau Rhus toxicodendron D 6 Globuli einzunehmen. Anfangs noch alle 2 Stunden 5 Kügelchen, bei leichter Besserung nur noch 3-mal am Tag.

Tipps für die Praxis
- Die betroffenen Gelenke sollten entlastet werden, eventuell mit einer Bandage.
- Bewegung ohne Belastung erhält die Beweglichkeit und verbessert die Ernährung der Gelenkknorpel.
- Bei Entzündungen helfen oft kalte Anwendungen, bei Schmerzen ohne große Entzündungszeichen ist Wärme eher hilfreich.
- Eine Analyse der Bewegungs- und Haltungsmuster des Patienten kann dauerhafte Besserung bringen, da ungewollte Belastungen vermieden werden können.

Beschreibung der Einzelmittel

Bryonia D 6
Hier sind die betroffenen Gelenke rot, heiß und geschwollen; jede Bewegung verschlechtert. Die Schmerzen werden als reißend oder stechend beschrieben und eine schmerzhafte Steifheit von Nacken, Rücken oder Knien tritt auf. Der Patient ist mürrisch und reizbar, will gerne alleine sein und hat großen Durst auf kaltes Wasser.

Colchicum D 6
Auch hier trifft man auf rote, heiße und geschwollene Gelenke mit reißenden Schmerzen. Ebenso verschlechtert jede Bewegung. Auffällig ist hier Schwäche und Kraftlosigkeit der betroffenen Körperteile.

Rhus toxicodendron D 6
Bei Schmerzen, die auf Rhus toxicodendron ansprechen ist Ruhe Gift. Anhaltende Bewegung verbessert die Beschwerden, der Patient ist ruhelos und wechselt dauernd die Position. Eine Besserung ist durch warmes, trockenes Wetter spürbar, auch Reiben und Strecken verbessert.

Apis D 6
Kälte bessert diese Art von Gelenkschmerzen. Das Gelenk ist geschwollen, heiß und gerötet, der Patient ist sehr ruhelos und nervös. Die Schmerzen werden als stechend, brennend beschrieben und Berührung wie auch Hitze sind unverträglich.

Pulsatilla D 6
Kalte Anwendungen und Aufenthalte im Freien bessern diese Gelenkschmerzen, die auch gerne den Ort wechseln. Sie werden als ziehend, stechend oder spannend beschrieben und die Patienten lassen sich durch Trost aufmuntern. Sie haben wenig Durst und vertragen fette Nahrung schlecht.

Dulcamara D 6
Kälte verschlechtert hier die Beschwerden, oft treten die Beschwerden auch als Folge von Durchnässung und Auskühlung auf. Arme und Beine werden als eiskalt empfunden. Nachts sind die Beschwerden schlechter.

Komplex-Homöopathika bei Gelenkschmerzen

◘ **Tab. 2.20** Gelenkschmerzen: Komplex-Homöopathika und Anwendungsgebiete

Präparat	Anwendung
Zeel® comp N Tabletten	bei Gelenkschmerzen
Traumeel® S Creme	bei Gelenkschmerzen
Rhus toxicodendron N Oligoplex® Tropfen	bei rheumatischen Beschwerden und Ischialgie
Rhus toxicodendron Pentarkan® Tropfen	bei Rheumatismus
Urtica N Oligoplex® Tropfen	bei rheumatischen Gelenkschmerzen

2.4.2 Ischialgie

Die Ischialgie wird manchmal auch Ischias-Syndrom oder kurz Ischias genannt. Es ist ein Oberbegriff für Krankheitsbilder, die durch die Reizung des Ischiasnervs (lat. Nervus ischiadicus) hervorgerufen werden. Durch die Reizung des Ischiasnervs werden meist Schmerzen verursacht, die in die Lendengegend, aber auch vom Kreuzbein über den Oberschenkel bis in die Knie ausstrahlen.

Manchmal kann es zu Gefühlsstörungen und Lähmungserscheinungen kommen. Da diese Ischialgien auch schwerwiegende Ursachen haben können, sollte beim erstmaligen Auftreten ärztliche Hilfe in Anspruch genommen werden.

Wann sollten Sie zum Arztbesuch raten

Tritt eine Ischialgie plötzlich und massiv auf, sollte immer vom Arzt abgeklärt werden, ob nicht eine schwerwiegende Ursache zu Grunde liegt. Besonders bei starkem Ausstrahlen in die Beine, Taubheitsgefühlen, während der Schwangerschaft oder bei Kindern raten Sie zu einem Arztbesuch. Auch wenn die Beschwerden in direktem Zusammenhang mit einem unfallartigen, akuten Ereignis aufgetreten sind ist dies der Fall.

Der Weg zum passenden Mittel

Im Beratungsdiagramm können Sie mögliche Wege zu einer Empfehlung finden. Stellen Sie die entsprechenden Fragen und lassen Sie sich zum geeigneten Mittel leiten (◐ Abb. 2.22).

Beratungsbeispiel

Frau Vielgut kommt schnell wie immer in die Apotheke geschritten, verzieht dabei jedoch das Gesicht. „Gestern hatte ich wieder einen so hektischen Tag und dann auch noch der Baustellen-Termin am Nachmittag. In der Kälte herumstehen und immer der Zeitdruck. Jetzt bin ich heute Nacht schon mit Kreuzschmerzen aufgewacht und es zieht auch ein wenig in Oberschenkel und Leiste." „Kennen Sie denn diese Art von Beschwerden schon,

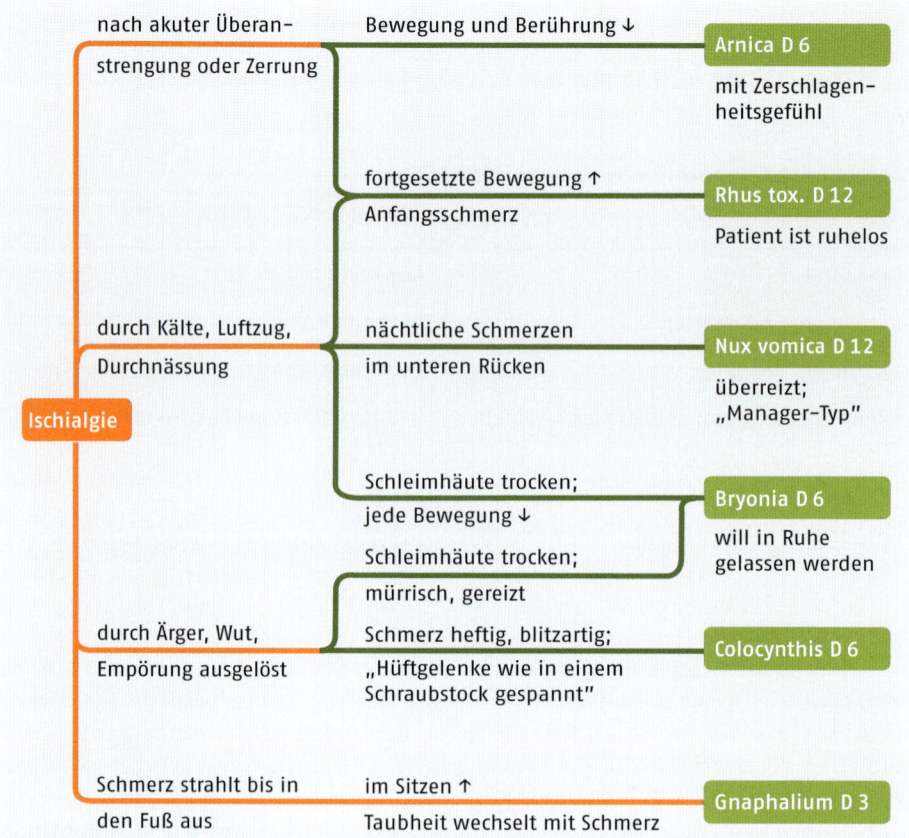

Abb. 2.22 Beratungsdiagramm: Ischialgie

Frau Vielgut?", wollen Sie von Frau Vielgut noch wissen. „Hin und wieder habe ich diesen Ischias, ich war auch schon beim Arzt, der kann aber nichts Genaueres feststellen. Ich habe auch keine Zeit wegen jedem Kinkerlitzchen wieder zum Arzt zu gehen, sie wissen ja, wie vielbeschäftigt ich bin. Das war sicher gestern die Kälte bei der Baustellenbegehung, da hatte ich schon mal Probleme." Sie kennen Frau Vielgut als etwas hektische, empfindliche Person. Sie telefoniert mit ihrem Mobiltelefon auch während sie in der Apotheke ist und erwartet prompte Bedienung.

Die Beschwerden und auch die Persönlichkeit von Frau Vielgut weisen Sie zum richtigen Mittel: Ischialgie nach Kälte und Luftzug – nächtliche Schmerzen im unteren Rücken – überreizt – „Manager-Typ". Empfehlen Sie Frau Vielgut die Nux vomica D 12 Globuli alle Stunde 5 Kügelchen einzunehmen, bei Besserung noch 2-mal am Tag bis die Beschwerden ganz verschwunden sind. Sollten die Beschwerden nach 2 bis 3 Tagen nicht deutlich besser sein, soll sie doch noch zum Arzt gehen.

Tipps für die Praxis
In Bewegung bleiben, längere Bettruhe ist eher schädlich.
Besonders den unteren Rücken gut warm halten, eventuell mit entsprechenden Wärmern aus Angora etc.
Meist helfen warme Anwendungen, ganz zu Beginn können auch kalte Anwendungen lindern.
In den beschwerdefreien Phasen sollte die Rückenmuskulatur gestärkt, mobilisiert und entspannt werden. Auch gezielte physiotherapeutische Übungen sind oft hilfreich.

Beschreibung der Einzelmittel
Arnica D 6
Wenn nach Überanstrengung oder Zerrung eine Reizung des Ischiasnervs auftritt, kombiniert mit einem Zerschlagenheitsgefühl des ganzen Körpers, ist Arnica D 6 ein guter Tipp. Berührung und Bewegung verschlimmert die Beschwerden. Anfangs sollte dieses Mittel in der D 6 stündlich genommen werden, später nur noch 3-mal am Tag.

Rhus toxicodendron D 12
Hier ist der Schmerz in Ruhe und bei Bewegungsbeginn besonders stark, fortlaufende Bewegung bessert die Beschwerden. Als Auslöser kommen sowohl Überanstrengung als auch Kälte und Luftzug in Betracht, der Patient ist unruhig und wechselt ständig die Körperhaltung und Position. Empfehlen Sie auch Rhus toxicodendron D 12 anfangs alle Stunde oder alle 2 Stunden einzunehmen, später 2-mal am Tag.

Nux vomica D 12
Häufige Auslöser der Beschwerden vom Nux-vomica-Typ sind Kälte und Luftzug, aber auch Stress, zu viel Kaffee, Zigaretten und Alkohol lösen diese Gesundheitsstörungen aus. Nachts schmerzt der Rücken, ist verkrampft und die Patienten müssen sich halb aufsetzen um sich drehen zu können. Besonders bei Menschen mit hektischem Lebensstil, die überempfindlich und auch schnell mal wütend sind. Auch hier stündlich oder alle 2 Stunden einnehmen, später 2-mal am Tag.

Bryonia D 6
Kälte und Luftzug können diese Art von Ischialgien auslösen, aber auch Ärger und Wut. Die Schmerzen werden als stechend, reißend oder schießend beschrieben und der Patient hat sehr trockene Schleimhäute, z. B. einen trockenen Mund. Er ist mürrisch, erträgt keinen Widerspruch und jede Bewegung verschlechtert. Anfangs sollte das Mittel stündlich angewandt werden, später noch 3-mal am Tag.

Colocynthis D 6
Ärger, Wut und Empörung lösen bei Colocynthis-Typen viele verschiedene Beschwerden aus. Hier werden heftige, reißende und blitzartig einschießende Schmerzen beschrieben. Es fühle sich an als ob das Hüftgelenk in einen Schraubstock gespannt wäre. Wärme und fester Druck bessern die Beschwerden, auch Zusammenkrümmen hilft. Diese Menschen sind meist ungeduldig und werden schnell ärgerlich, sie reden nicht viel und man muss Ihnen die Informationen aus der Nase ziehen. Anfangs stündlich geben, dann 3-mal am Tag.

Gnaphalium D 3
Diese Ischialgie verursacht Schmerzen entlang des Ischiasnervs bis zum Fuß. Es kann ein Gefühl von Taubheit und Pelzigkeit auftreten oder die Taubheit wechselt mit Schmerzen. Im Sitzen sind die Beschwerden besser. Anfangs alle halbe Stunde geben, dann noch 3- bis 6-mal am Tag.

Komplex-Homöopathika bei Ischialgie

Tab. 2.21 Ischialgie: Komplex-Homöopathika und Anwendungsgebiete

Präparat	Anwendung
Gnaphalium Pentarkan® Tropfen	bei Lumboischialgie
Rhus toxicodendron N Oligoplex® Tropfen	bei Ischialgie und rheumatischen Beschwerden

2.4.3 Muskelkrämpfe

Muskelkrämpe kennt jeder aus eigener Erfahrung. Ob krampfartige Muskelzuckungen oder anhaltende Krämpfe, häufig in den Waden, diese Beschwerden sind lästig und manchmal auch richtig schmerzhaft. Magnesium- oder auch Calciummangel ist der häufigste Auslöser, aber auch Überanstrengung, Fehlhaltungen, das Restless-Legs-Syndrom oder Arzneimittel-Nebenwirkungen können Muskelkrämpfe verursachen.

Wann sollten Sie zum Arztbesuch raten

Treten sehr häufig Muskelkrämpfe auf, ohne dass eine Ursache klar auf der Hand liegt, sollte der Arzt aufgesucht werden. Auch wenn nach einigen Behandlungsversuchen immer noch Krämpfe auftreten muss beim Arzt genauer untersucht werden.

Der Weg zum passenden Mittel

Im Beratungsdiagramm können Sie mögliche Wege zu einer Empfehlung finden. Stellen Sie die entsprechenden Fragen und lassen Sie sich dadurch zum geeigneten Mittel leiten.

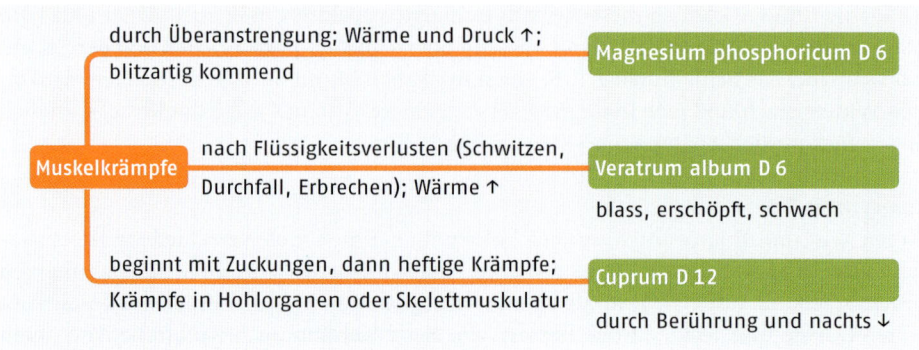

Abb. 2.23 Beratungsdiagramm: Muskelkrämpfe

Beratungsbeispiel

Frau Sportlich erzählt Ihnen von ihren lästigen Wadenkrämpfen. „Seit einigen Wochen laufe ich regelmäßig 3-mal pro Woche 10 Kilometer. Eigentlich tut es mir ganz gut, nur habe ich jetzt häufiger diese plötzlichen Wadenkrämpfe. Manchmal kommen die Krämpfe direkt nach dem Laufen, manchmal auch nachts, da ist es besonders schmerzhaft." „Achten Sie auch auf eine magnesiumreiche Ernährung, Frau Sportlich? Vollkornprodukte und Naturreis sind besonders gehaltvoll, auch Vollkornhaferflocken, Sojaprodukte und Cashewnüsse enthalten viel Magnesium. Mein besonderer Tipp ist ein magnesiumreiches Mineralwasser, trinken müssen Sie ja sowieso besonders viel, bei so einem schweißtreibenden Sportprogramm", beraten Sie Frau Sportlich. „Ich nehme doch schon die Magnesium-Brausetabletten, die ich bei Ihnen vor einer Woche gekauft habe. Gibt es da nicht noch ein anderes natürliches Mittel, das gegen die Krämpfe hilft?", erwidert Frau Sportlich. „Hilft Ihnen Wärme oder fester Druck auf den Muskel?", fragen Sie nach. „Wenn ich so überlege, treten die Krämpfe in der Wärme kaum auf und ich drücke ganz von alleine fest auf den Muskel, um ihn zu entkrampfen", erklärt Frau Sportlich. Nun können Sie ihr ein homöopathisches Mittel empfehlen. Sie gehen die Hinweise noch mal durch: ausgelöst durch (Über)-Anstrengung – blitzartig kommend – Wärme und Druck bessern: Empfehlen Sie Frau Sportlich Magnesium phosphoricum D 6 täglich 3-mal 5 Tropfen einzunehmen. Bei akutem Krampf kann sie auch alle 10 Minuten 5 Tropfen einnehmen.

Tipps für die Praxis

Magnesiumreiche Ernährung kann Muskelkrämpfe verhindern, dabei sollten Sie auf den Verzehr von Vollkornprodukten, Vollkornhaferflocken, Sojaprodukten, Naturreis, Spinat, Bohnen und Cashewnüssen hinweisen. Auch ein magnesiumreiches Mineralwasser ist ein guter Magnesiumlieferant.

Um einen bestehenden Krampf in großen Muskeln zu unterbrechen und aufzulösen, muss dieser Muskel gedehnt werden und die Dehnung etwas gehalten werden.

Beschreibung der Einzelmittel

Magnesium phosphoricum D 6

Diese oft heftigen Muskelkrämpfe kommen plötzlich, blitzartig. Sie werden als stechend, schneidend oder bohrend beschrieben. Überanstrengung kann diese Art von Krämpfen auslösen, ob bei Sportlern oder bei Musikern. Wärme und fester Druck bessert die Beschwerden, Kälte und Bewegung verschlechtert sie. Im akuten Krampf kann dieses Mittel auch alle 10 Minuten gegeben werden, gegen die Krampfneigung genügt es 3-mal täglich 5 Globuli zu geben.

Cuprum D 12

Hier sind meist Zuckungen mit dabei, es beginnt mit diesen kleinen, zuckenden Krämpfen und breitet sich dann in die größeren Muskeln aus. Auch krampfartige Beschwerden in den Hohlorganen Magen und Darm sprechen auf Cuprum D 6 an. Die Patienten sind ruhelos und ängstlich, nachts und durch Berührung verschlechtern sich die Beschwerden. Bricht der Schweiß aus oder wird kaltes Wasser getrunken, bessert dies häufig die Beschwerden. Auch Cuprum kann im akuten Zustand in kurzen Abständen gegeben werden, zur längerfristigen Behandlung dann noch 3-mal am Tag.

Veratrum album D 6

Wenn Muskelkrämpfe nach Flüssigkeitsverlusten (Schwitzen, Durchfall, Erbrechen) auftreten, ist neben dem Flüssigkeits- und Elektrolytersatz Veratrum album das geeignete homöopathische Mittel. Die Patienten sind blass, fast bläulich, sehr erschöpft und schwach. Hände und Füße sind kalt und sie haben viel Durst, besonders auf kalte Getränke. Auch Obst, Salziges oder Eis wird verlangt. Diese Beschwerden werden durch warme Anwendungen gebessert, Kälte verschlechtert.

Komplex-Homöopathika bei Muskelkrämpfen

◘ Tab. 2.22 Muskelkrämpfe: Komplex-Homöopathika und Anwendungsgebiete

Präparat	Anwendung
Spascupreel® Tabletten	bei krampfartigen Beschwerden der Verdauungsorgane
Spascupreel® S Zäpfchen	bei krampfartigen Beschwerden der Verdauungsorgane
Magnesium phosphoricum Oligoplex® Tabletten	Bei Muskelkrämpfen und erhöhter Krampfbereitschaft der Skelettmuskulatur

2.4.4 Fersensporn

Wie wichtig es ist, die Ferse gut belasten zu können wird uns erst richtig bewusst, wenn eine Erkrankung diese Möglichkeit einschränkt. Ein verbreitetes Problem ist der Fersensporn. Hier entsteht durch Einlagerung in Sehnenansätze ein verknöcherter spitzer Fortsatz des Fersenbeins, der sich entzünden und Schmerzen verursachen kann. In der Homöopathie hat sich besonders ein Mittel hierfür bewährt: Hekla lava.

Tipps für die Praxis

Krankengymnastik zur Dehnung der Muskulatur in Waden und Fußsohlen bringt oft schon Erleichterung, wie auch orthopädische Einlagen zur Entlastung der entzündeten Bereiche oder Korrektur von Fehlstellungen.
Bei starken Entzündungserscheinungen sind auch Kältekompressen oder Eisanwendungen auf den überwärmten Bereichen hilfreich.

Beschreibung des Einzelmittels
Hekla lava D 6

Hekla lava wird aus Lava und Schlacken des isländischen Vulkans Mount Hekla hergestellt. Gefunden wurde dieses Heilmittel durch die Beobachtung, dass Schafe, die auf Weiden des Mount Hekla grasen, besonders viele Knochenauswüchse bilden. Dies weist nach dem Ähnlichkeitsprinzip der Homöopathie darauf hin, dass die Lava und Schlacken dieses Vulkans gegen Knochenauswüchse und Knochenhautentzündungen eingesetzt werden können.

Empfehlen Sie anfangs täglich 3-mal 5 Globuli einzunehmen. Bei Besserung, die allerdings nicht anhält, sollte dann auf die D 12, eventuell auch noch auf die D 30 gewechselt werden, die dann nur 2- bzw. 1-mal am Tag gegeben wird.

2.5 Erkrankungen im Kindesalter

Für Kinder, besonders Kleinkinder und Säuglinge, ist die Beratung zur Selbstmedikation mit homöopathischen Mitteln oft besonders lohnenswert und notwendig. Viele Mütter suchen Rat in der Apotheke und möchten ihren Kleinen mit natürlichen und unschädlichen Mitteln helfen. Zeigen Sie, dass Sie zu den häufigsten Beschwerden gute Tipps für die Selbstbehandlung auf Lager haben – die Familien werden sich an Ihren guten Rat erinnern.

2.5.1 Zahnungsprobleme

„Schmerzhaft wie sie einst gekommen, werden sie herausgenommen". Schon Säuglinge müssen mit Schmerzen leben lernen, denn wenn die ersten Zähnchen das feste Zahnfleisch durchstoßen, geht das meist nicht ganz ohne Entzündung, leichtes Fieber, Speichelfluss und Schmerz. Diesen Entwicklungsschritt können Sie mit homöopathischen Mitteln unterstützen und erleichtern, lesen Sie hier wie das geht.

Wann sollten Sie zum Arztbesuch raten
Wird das Zahnen von ungewöhnlich hohem Fieber (>39 °C) begleitet oder bleibt der Durst aus, tritt Erbrechen oder heftiger Durchfall auf, sollte u. a. wegen der Gefahr der Austrocknung ein Arzt konsultiert werden.

Der Weg zum passenden Mittel
Im Beratungsdiagramm können Sie mögliche Wege zu einer Empfehlung finden. Stellen Sie die entsprechenden Fragen und lassen Sie sich zum geeigneten Mittel leiten (o Abb. 2.24).

Beratungsbeispiel
Frau Pallida und ihre Kinder kennen Sie von regelmäßigen Besuchen in der Apotheke. Der jüngste Sohn, Fritz, ist ein ruhiges, etwas dickliches Kind und mit diesem Kind im Kinderwagen kommt heute Frau Pallida in die Apotheke. „Bei unserem Fritzi hat es ja lange gedauert mit den ersten Zähnchen, jetzt kommen sie und leider nicht ganz ohne Probleme. Fritzi schwitzt jetzt immer so stark am Hinterkopf, das kleine Kissen ist immer ganz feucht und riecht so ein bisschen säuerlich. Muss ich mir da Sorgen machen?", erzählt Frau Pallida in einem Wortschwall. „Hat Fritz denn auch noch Fieber oder Probleme mit Erbrechen und Durchfall?", fragen Sie nach. „ Fieber ist uns keines aufgefallen, aber nach dem Stillen passiert es jetzt manchmal, dass er sich hinterher erbricht und leichten Durchfall hat er auch."

Jetzt haben Sie eine Idee: schwierige, langsame Zahnung bei eher dicklichen Kindern mit Hinterkopfschweiß. Das spricht für Calcium carbonicum in der D 30. Empfehlen Sie Frau Pallida jeden Tag 3 Globuli an Fritz zu verabreichen.

Tipps für die Praxis
Linderung kann mit Beißringen, evtl. auch kühlbaren Gel-Beißringen gebracht werden. Auch Möhren, hartes Brot oder Zwieback zum Kauen bringen Abwechslung und erleichtern das Durchbrechen der neuen Zähne.

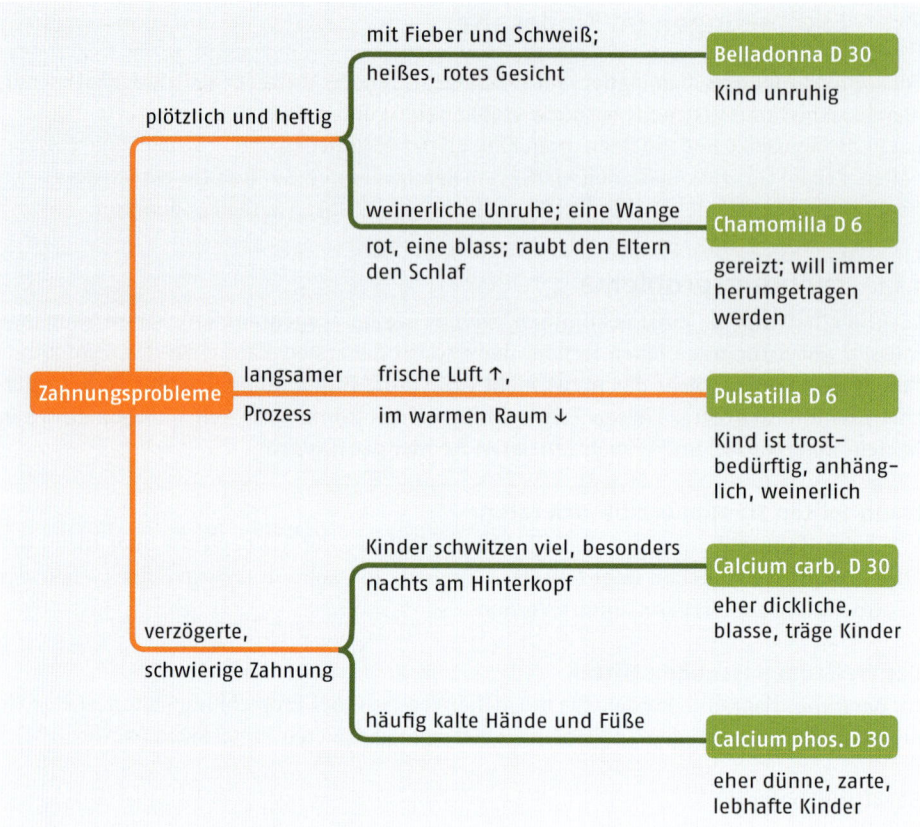

Abb. 2.24 Beratungsdiagramm: Zahnungsprobleme

Beschreibung der Einzelmittel

Belladonna D 30
Die Zahnungsbeschwerden sind recht heftig und treten plötzlich auf. Das Zahnfleisch ist rot, heiß und geschwollen, auch das Gesicht ist gerötet und heiß. Häufig wird das ganze von Fieber und Schweiß begleitet, das Kind ist unruhig, schreit und ist überempfindlich auf alle Sinneseindrücke. Geben Sie 3-mal 3 Globuli Belladonna D 30 im Abstand von 12 Stunden. Danach eventuell mit täglich 3 Globuli weiter behandeln.

Chamomilla D 6
Auch hier ist das Auftreten der Schmerzen plötzlich und heftig. Das Kind ist unruhig, gereizt und weinerlich, will dauernd herumgetragen werden und raubt nachts den Eltern den Schlaf. Eine Wange ist gerötet, die andere blass, manchmal sind diese Beschwerden von Durchfällen begleitet, die unverdaut aussehen oder wie gehackter Spinat. Von Chamomilla D 6 können anfangs alle halbe Stunde 3 Globuli gegeben werden, nach Besserung wird noch 3-mal am Tag weiterbehandelt.

Pulsatilla D 6
Weniger akut und heftig verlaufen die Zahnungsbeschwerden vom Pulsatilla-Typ. Hier ist das Kind weinerlich, anhänglich und trostbedürftig. Die Beschwerden sind im Freien an der frischen Luft besser und in warmen Räumen schlechter. Behandeln Sie hier mit 3- bis 6-mal 3 Kügelchen am Tag, je nach Stärke der Beschwerden.

Calcium carbonicum D 30
Verzögerte und schwierige Zahnung bei dicklichen, blassen und trägen Kindern spricht meist auf Calcium carbonicum D 30 an. Diese Kinder schwitzen viel, besonders in der Nacht am Hinterkopf. Der Schweiß riecht säuerlich. Die Beschwerden werden manchmal auch von saurem Erbrechen und Milchunverträglichkeit begleitet. Geben Sie hier 3 Globuli täglich, bis der Prozess der Zahnung abgeschlossen ist.

Calcium phosphoricum D 30
Verzögerte und schwierige Zahnung bei schlanken, zarten und lebhaften Kindern. Diese sind dann schlecht gelaunt und haben häufig kalte Hände und Füße.

Komplex-Homöopathika bei Zahnungsbeschwerden

◻ **Tab. 2.23** Zahnungsbeschwerden: Komplex-Homöopathika und Anwendungsgebiete

Präparat	Anwendung
Chamomilla Komplex Tropfen, Fa. Hanosan	bei schmerzhafter Zahnung
Osanit® Globuli	bei Zahnungsbeschwerden
Viburcol N® Zäpfchen	bei Zahnungsbeschwerden mit Unruhe, Fieber

2.5.2 Blähungen

Blähungen mit krampfartigen Beschwerden treten besonders häufig in den ersten 3 Lebensmonaten auf und werden deshalb auch als Dreimonatskoliken bezeichnet. Kleine Jungen sind häufiger davon betroffen als kleine Mädchen. Da diese Probleme meist zu vielem Schreien führen und den Säuglingen, wie auch den Eltern, den Schlaf rauben, ist man Ihnen für einen guten Tipp sehr dankbar.

Wann sollten Sie zum Arztbesuch raten
Bei Säuglingen ist ja meist nicht klar, was wirklich das Schreien und die Unruhe verursacht, daher sollte bei häufigem Schreien und Problemen mit dem Stillen ruhig der Rat des Kinderarztes oder der Hebamme gesucht werden. Das gilt besonders, wenn der Säugling nicht zunehmen will und sich gar nicht beruhigen lässt. Bei sehr starken Blähungen, Krämpfen oder bei begleitendem Durchfall sollte auf alle Fälle der Kinderarzt hinzugezogen werden.

Der Weg zum passenden Mittel
Im Beratungsdiagramm können Sie mögliche Wege zu einer Empfehlung finden. Stellen Sie die entsprechenden Fragen und lassen Sie sich dadurch zum geeigneten Mittel leiten.

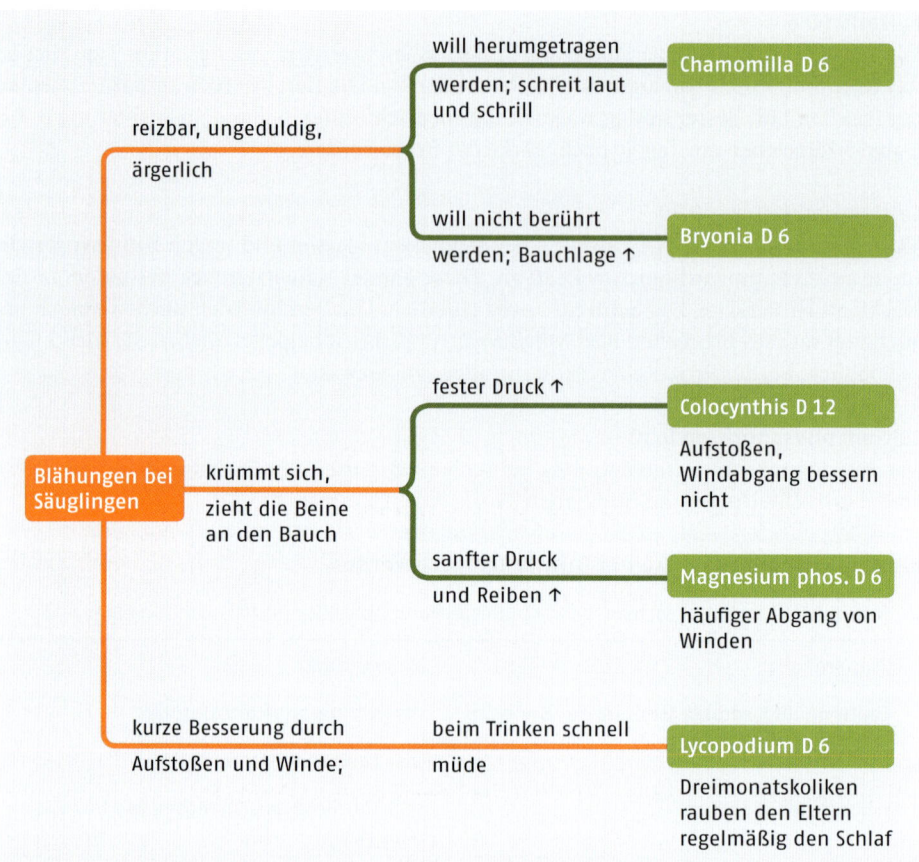

○ **Abb. 2.25** Beratungsdiagramm: Blähungen bei Säuglingen

Beratungsbeispiel

Frau Träger kommt gerne mit ihrem kleinen Säugling in Ihre Apotheke, denn Sie können ihr immer so gute Tipps geben. Heute schreit der kleine Jonas schon als er herein getragen wird. „Langsam geht mir das an die Nerven, immer nach dem Stillen gibt es viel Geschrei, dann muss ich Jonas hochnehmen und herumtragen bis es langsam besser wird. Sind das diese Dreimonatskoliken?", fragt Sie Frau Träger. „So wirken sich auch Dreimonatskoliken aus, haben Sie denn schon mit der Hebamme oder dem Kinderarzt gesprochen?", erwidern Sie. „Die Hebamme hat gesagt es wären Dreimonatskoliken, ich soll Jonas über die Schulter legen oder seinen Bauch im Uhrzeigersinn massieren. Das mache ich schon und es hilft auch ein bisschen, könnten Sie mir nicht auch noch etwas Homöopathisches empfehlen, damit wir in der Nacht mehr Ruhe bekommen?" „Schreit der Jonas denn viel und will auch meist herumgetragen werden?" „Ja, das ist so ein schrilles Schreien und wenn wir ihn nicht herumtragen fängt er gleich wieder damit an, er ist richtig ungeduldig, fast ärgerlich."

In Gedanken gehen Sie die Hinweise nochmals durch: Jonas will immer herumgetragen werden – er schreit laut und schrill, lässt sich kaum beruhigen – unruhig, ungeduldig, ärgerlich. Jetzt empfehlen Sie Frau Träger Chamomilla D 6 Globuli für Jonas zu kaufen.

Bei den Blähungen kann sie alle 10 Minuten 3 Globuli geben und in den nächsten Wochen jeden Tag 3-mal 3 Kügelchen, um die Beschwerden gar nicht mehr so stark kommen zu lassen.

Tipps für die Praxis
Sanfte Massage der Bauchdecke im Uhrzeigersinn kann helfen, dass die Blähungen schneller abgehen und sich die Krämpfe lösen. Auch wenn der Säugling mit dem Bauch über die Schulter gelegt wird, hilft der Druck oft gegen die Blähungen.
Bei Stillenden hat die Ernährung der Mutter Einfluss auf die Blähungsbeschwerden des Säuglings. Hier sollte auf blähende Speisen möglichst verzichtet werden, dazu zählen Zwiebeln, Hülsenfrüchte, Kohlgemüse.

Beschreibung der Einzelmittel
Chamomilla D 6
Kinder mit Chamomilla-Beschwerden erscheinen ärgerlich und ungeduldig. Sie sind nur zufrieden, wenn sie herumgetragen werden, dann sind alle Beschwerden besser. Das Schreien hört sich schrill an, manchmal ist eine Backe rot und die andere blass. Auch bei Blähungskoliken, die mit Zahnungsbeschwerden gleichzeitig auftreten, hat sich Chamomilla bewährt. Bei akuten Beschwerden ruhig alle 10 Minuten 3 Globuli eingeben, im Abklingen genügen 3-mal am Tag 3 Globuli.

Bryonia D 6
Hiervon unterscheiden sich die ebenfalls reizbaren Kinder mit Bryonia-Blähungen. Diese wollen auf keinen Fall herumgetragen oder bewegt werden; die stechenden Beschwerden werden dadurch verschlechtert. Besserung bringt hier die Bauchlage. Außerdem leiden diese Kinder häufig auch an Verstopfung; wie bei allen Bryonia-Beschwerden sind die Schleimhäute zu trocken.

Colocynthis D 12
Diese Säuglinge krümmen sich durch die plötzlich kommenden, stechenden Schmerzen zusammen. Auch wenn es mit dem Aufstoßen und Windabgang geklappt hat, tritt keine Besserung ein. Hier hilft fester Druck und Wärme, zum Beispiel eine Bauchmassage oder die Lagerung mit dem Bauch über einer Elternschulter.

Magnesium phosphoricum D 6
Bei den krampfartigen Schmerzen zieht der Säugling die Beine an den Bauch. Häufig kommt es zum Abgehen von Wind. Das Aufstoßen bessert nicht, sondern Wärme, Reiben und sanfter Druck lindern die Beschwerden.

Lycopodium D 6
Kommen die Eltern recht übermüdet in die Apotheke, ist dies ein erster Hinweis auf Lycopodium, denn diese Blähungen rauben den Eltern regelmäßig den Schlaf. Der Säugling ermüdet sehr schnell beim Trinken, das Aufstoßen ist quälend mühsam und Winde bringen für kurze Zeit Erleichterung.

Komplex-Homöopathika bei Säuglingsblähungen

◘ **Tab. 2.24** Säuglingsblähungen: Komplex-Homöopathika und Anwendungsgebiete

Präparat	Anwendung
Viburcol® N Zäpfchen	bei krankheitsbedingten Unruhezuständen von Säuglingen und Kleinkindern

2.5.3 Windeldermatitis

Die modernen Windeln saugen zwar Feuchtigkeit sehr gut auf, sorgen jedoch auch für eine Art feuchte Kammer, in der zum Beispiel Hautpilze leichter gedeihen. Daher kann es beim gewickelten Säugling leicht zu Hautreizungen mit und ohne Candida-Befall kommen. Neben der richtigen Hautpflege, dem häufigen und rechtzeitigen Wickeln tut es dem Säugling auch gut immer mal wieder eine Zeit ohne Windel sein zu dürfen.

Wann sollten Sie zum Arztbesuch raten

Erreichen die Eltern mit geeigneter Hautpflege, richtigem Wickeln und Selbstmedikationsversuchen keinen dauerhaften Behandlungserfolg sollte der Kinderarzt aufgesucht werden. Auch wenn die gereizten Hautbezirke zusätzlich bakteriell infiziert sind, eitern, bluten oder Fieber mit hinzukommt sind die Grenzen der Selbstmedikation erreicht, ein Arzt soll konsultiert werden.

Der Weg zum passenden Mittel

Im Beratungsdiagramm können Sie mögliche Wege zu einer Empfehlung finden. Stellen Sie die entsprechenden Fragen und lassen Sie sich zum geeigneten Mittel leiten (◘ Abb. 2.26).

Beratungsbeispiel

Frau Weiß schiebt ihren Kinderwagen in die Apotheke. „Heute habe ich eine Frage wegen Paul. Er ist ja ein ruhiges Kind, richtig pflegeleicht. Allerdings wird er am Po immer so schnell wund, das hat schon bald nach der Geburt angefangen. Können Sie mir etwas empfehlen, Sie kennen sich doch mit diesen Kügelchen ganz gut aus." eröffnet Frau Weiß das Gespräch. Sie schauen in den Kinderwagen und sehen, wie Paul ganz freundlich herausschaut, er ist ein etwas dickliches und blasses Kind. „Geht es dem Paul sonst gut und ist der Po nur rot oder auch mit gelben Stellen oder blutet er sogar?", fragen Sie zurück, um sich zu versichern, dass ein Tipp in der Selbstmedikation hier am richtigen Platz ist. „Paul ist zwar immer mal wieder erkältet und mit der Entwicklung etwas spät dran, aber insgesamt geht es ihm gut, er hat auch einen gesegneten Hunger." Sie beraten Frau Weiß, was sie alles tun kann, um die Windeldermatitis zu verhindern und zu lindern (siehe Tipps für die Praxis). Dann erinnern Sie sich an die Beschreibung der Beschwerden und wie Sie Paul wahrgenommen haben: etwas dicklich und träge – Spätentwickler – pflegeleicht. Empfehlen Sie Frau Weiß Calcium carbonicum in der D 12 einzugeben, 3 Globuli 2-mal am Tag. Sollte nach der besseren Pflege der Haut und dem homöopathischen Mittel der Hautzustand nicht deutlich besser werden, soll Frau Weiß den Kinderarzt zu Rate ziehen.

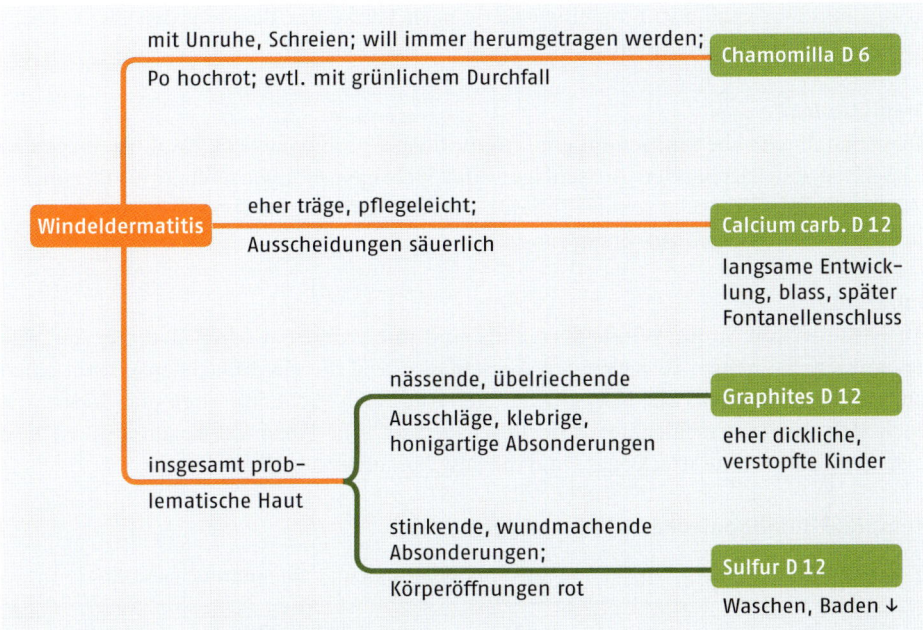

o **Abb. 2.26** Beratungsdiagramm: Windeldermatitis

Tipps für die Praxis
Der Kinderpo sollte so trocken wie möglich gehalten werden, darum schnell die Windel wechseln, wenn sie voll ist. Säuglinge sollten immer wieder auch ohne Windel spielen dürfen, dann kommt frische Luft an die Haut.
Empfehlen Sie Windeleinlagen aus Seide oder Heilwolle, diese können der gereizten Haut Linderung verschaffen.

Beschreibung der Einzelmittel
Calcium carbonicum D 12
Schon bei den Zahnungsproblemen haben Sie Informationen zu Calcium carbonicum gefunden, dieses Mittel wird bei Säuglingen und Kleinkindern in vielen Fällen angewendet. Der Schweiß der Säuglinge riecht säuerlich, auch der Stuhl. Sie verweigern sich häufig beim Stillen oder müssen sich erbrechen; das kann an der Qualität der Muttermilch liegen. Auch Säuglingsmilch-Nahrung wird nicht gut vertragen. Die Kinder haben häufig Infekte, entwickeln sich langsam. Sie sind eher ruhig und auch etwas dicklich. Empfehlen Sie der Mutter 2-mal am Tag 3 Globuli an den Säugling zu verabreichen.

Chamomilla D 6
Chamomilla-Säuglinge werden gerne herumgetragen, das kennen Sie schon von der Zahnung oder den Blähungskoliken. Das Herumtragen bessert die Beschwerden kurzfristig, das Kind ist insgesamt ungeduldig, unruhig und schreit viel. Der Po ist hochrot und vielleicht tritt die Windeldermatitis auch im Zusammenhang mit der Zahnung und einem

grünlichen Durchfall auf. Empfehlen Sie je nach Stärke der Beschwerden die 3- bis 5-malige Gabe, jeweils 3 Globuli.

Graphites D 12
Diese Säuglinge haben insgesamt eine empfindliche, problematische Haut. Sie neigen zu nässenden, übelriechenden Ausschlägen und klebrigen, honigartigen Absonderungen. Die Haut ist trocken, zeigt schnell Einrisse. Die Kinder sind schnell erkältet, eher dicklich, schreckhaft und neigen zu Verstopfung.

Sulfur D 12
Auch Kinder mit Sulfur-Windeldermatitis sind mit problematischer Haut auf die Welt gekommen. Sie neigen zu juckenden Ausschlägen und die Haut macht insgesamt einen ungesunden Eindruck. Alle Körperöffnungen röten sich leicht, Waschen und Baden, wie auch Bettwärme verschlechtern die Beschwerden. Alle Absonderungen stinken und machen wund. Gerne streckt das Kind die Füßchen unter der Decke hervor.

Komplex-Homöopathika bei Windeldermatitis

◘ **Tab. 2.25** Windeldermatitis: Komplex-Homöopathika und Anwendungsgebiete

Präparat	Anwendung
Es sind mir keine geeigneten Komplexpräparate zur Behandlung der Windeldermatitis bekannt	

2.5.4 Säuglingsschnupfen

Hier möchte ich mich sehr kurz halten, da neben den Mitteln, die auch bei Erwachsenen für Schnupfen eingesetzt werden, für Säuglinge häufig Sambucus nigra, der Schwarze Holunder, hilft.

Tipps für die Praxis

Nasensauger können helfen die Nasenlöcher von festsitzendem Schleim zu befreien, der Säugling bekommt dann besser Luft durch die Nase. Auch durch den Einsatz von isotonischer Kochsalzlösung als Nasentropfen kann der Schleim etwas verflüssigt werden.
Neben den manuellen Nasensaugern mit Pumpball gibt es auch einige etwas besser funktionierende Alternativen:
OLAF – der Babynasensauger ist ein batteriebetriebenes Sauggerät zur milden und doch effektiven Schleimabsaugung aus der Babynase.
Beim Angel-Vac® Nasensauger handelt es sich um einen Nasensauger, der an haushaltsübliche Staubsauger anschließbar ist. Das erscheint zwar recht drastisch, die Saugkraft wird jedoch durch das Gerät selbst reguliert, ist in der Handhabung sicher und viel effektiver als herkömmliche Nasensauger.

Beschreibung des Einzelmittels
Sambucus nigra D3
Die Säuglinge haben eine verstopfte Nase und müssen durch den Mund atmen, sie schniefen viel und müssen beim Stillen immer wieder nach Luft schnappen. Manchmal ist leichtes Fieber und Husten mit dabei, die wachen Babies schwitzen und die Temperatur ist im Schlaf erhöht, ohne Schweißbildung.

2.6 Erkrankungen und Beschwerden der Frau

Die meisten Frauen achten mehr auf ihren Körper und spüren auch deutlicher beginnende Beschwerden und Veränderungen als die Mehrheit der Männer. Die Bereitschaft, sich mit natürlichen, milden Mitteln zu behandeln, ist ebenfalls deutlich größer. Empfehlen Sie ratsuchenden Frauen die passenden homöopathischen Mittel und zeigen Sie Ihre Kompetenz auf diesem Gebiet.

2.6.1 Periodenschmerzen

Nach dem Aufbau der Gebärmutterschleimhaut, um die Einnistung einer befruchteten Eizelle zu ermöglichen, erfolgt zu Beginn eines jeden Zyklus die Abstoßung dieser Schleimhautschicht, wenn es nicht zur Schwangerschaft gekommen ist. Dieser natürliche Prozess wird ganz unterschiedlich wahrgenommen, verursacht er doch bei manchen Frauen kaum Beschwerden und ist bei anderen von starken Schmerzen, Krämpfen und Kreislaufproblemen begleitet. Unterstützen Sie die betroffene Frauen mit homöopathischen Mitteln!

Bei Periodenschmerzen können viele verschiedene homöopathische Mittel zum Einsatz kommen und nicht selten ist eine konstitutionelle Therapie notwendig. Hier können nur die häufigsten Mittel erwähnt werden und damit wird manchmal nicht tiefgreifend genug geholfen. Sollten die ersten ein bis zwei selbst gewählten Mittel keine Verbesserung bringen verweisen Sie bitte die Patientin an einen Homöopathen weiter.

Wann sollten Sie zum Arztbesuch raten
Ist die Regelblutung ungewohnt schmerzhaft oder die Blutung besonders stark empfiehlt sich die Abklärung beim Frauenarzt. Es müssen dann andere Ursachen ausgeschlossen werden, wie Endometriose, Myome, Eierstockzysten und Bauchhöhlenschwangerschaften.

Der Weg zum passenden Mittel
Im Beratungsdiagramm können Sie mögliche Wege zu einer Empfehlung finden. Stellen Sie die entsprechenden Fragen und lassen Sie sich zum geeigneten Mittel leiten (o Abb. 2.27).

Beratungsbeispiel
Frau Ohneruh verlangt bei Ihnen ein schnell wirkendes Schmerzmittel, sie wirkt nervös und getrieben. „Unter welchen Schmerzen leiden Sie denn, Frau Ohneruh, und haben Sie solche Schmerzen öfters?", fragen Sie und versuchen Frau Ohneruh noch etwas genauere Informationen zu entlocken. „Natürlich kenne ich diese Art von Schmerzen, sie kommen schließlich alle vier Wochen wieder, das nächste Mal will ich als Mann wiedergeboren werden", entgegnet Ihnen Frau Ohneruh etwas niedergeschlagen. „Sie möchten also ein Mittel

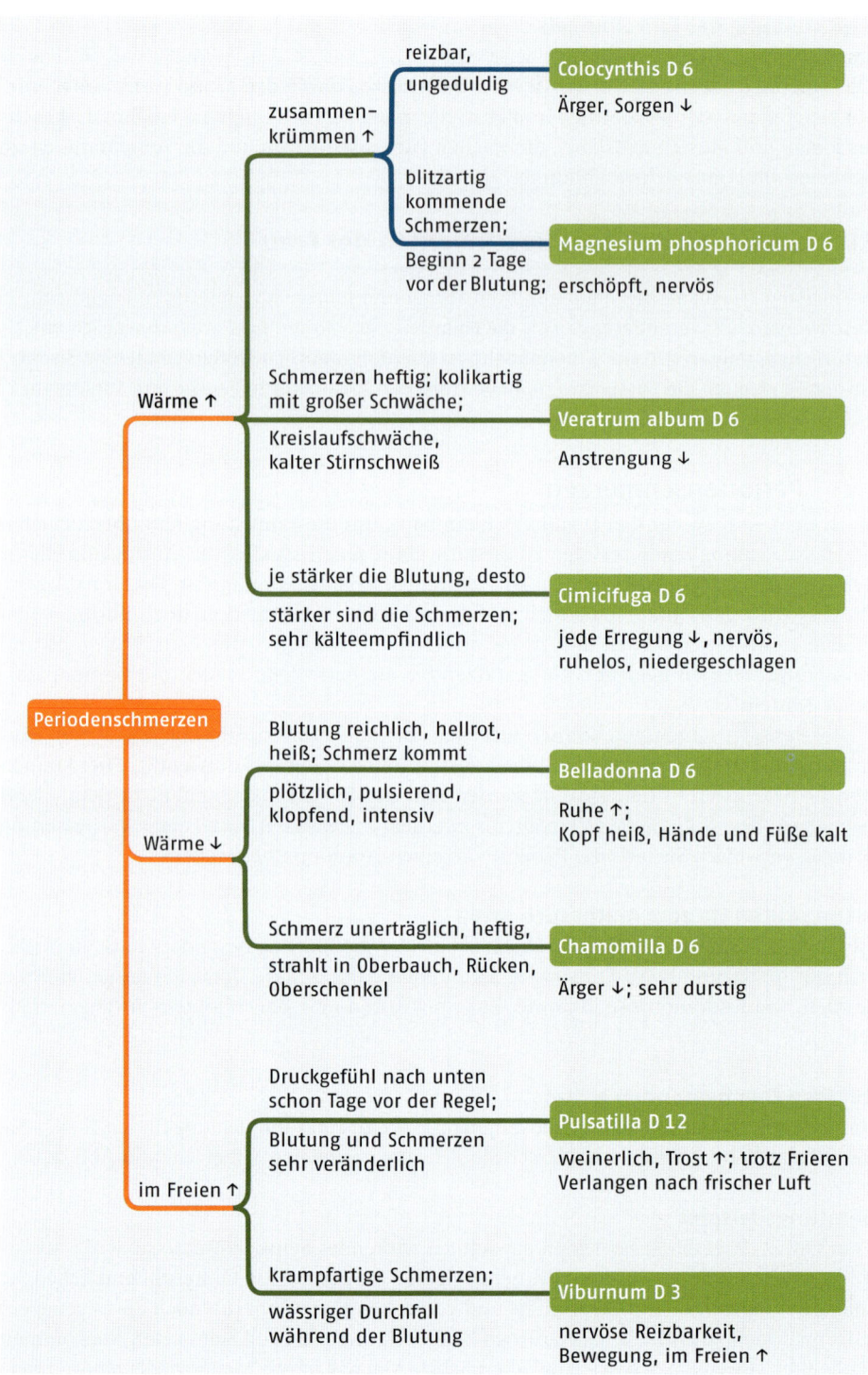

Abb. 2.27 Beratungsdiagramm: Periodenschmerzen

gegen ihre Regelbeschwerden, haben Sie schon probiert, ob Wärme die Beschwerden verbessert oder fühlen Sie sich im Freien besser?" „Ich habe es schon mit der Wärmflasche probiert, das hat mir Ihre Kollegin letztes Mal geraten, ich bin ja auch sehr empfindlich auf Kälte und die Wärmflasche auf dem Bauch hat mir schon etwas Besserung gebracht. Aber je stärker die Blutung wird, desto stärker sind auch meine Schmerzen und ich bin dann gar nicht belastbar. Jede kleine Aufregung verschlechtert auch alles", präzisiert Frau Ohneruh. Nun haben Sie viele Hinweise für den Selbstmedikationsvorschlag: Wärme verbessert – je stärker die Blutung, desto stärker die Schmerzen – nervös und ruhelos – jede Aufregung verschlechtert.

Sie geben Frau Ohneruh einige Tipps zu Entspannung und Ernährung, dann empfehlen Sie ihr 3-mal am Tag 5 Globuli Cimicifuga D 6 einzunehmen. Das soll sie immer schon eine Woche vor der erwarteten Regelblutung anfangen und erst am Ende der Blutung wieder absetzen.

Tipps für die Praxis
- Schonung und Stressvermeidung während der Menstruation.
- Warme Anwendungen auf dem Unterleib, zum Beispiel eine Wärmflasche oder warme Leibwickel. Warme Bäder sind auch krampflösend.
- Ermutigen Sie die Frauen zum Erlernen von Entspannungstechniken wie Yoga, Tai Chi, Progressiver Muskelentspannung oder Autogenem Training.
- Ausreichend Bewegung in der Zeit zwischen den Blutungen und eine ausgewogene, vitaminreiche Vollwertkost können ebenfalls Verbesserungen bringen.

Beschreibung der Einzelmittel
Colocynthis D 6
Wärme verbessert alle Beschwerden, auch das Zusammenkrümmen lindert die Schmerzen. Die Patientin ist reizbar und ungeduldig, jeder Ärger führt sofort zu Verschlechterung der Beschwerden. Schneidender, bohrender Schmerz in den Eierstöcken.

Magnesium phosphoricum D 6
Auch bei Magnesium phosphoricum bessert Wärme und Zusammenkrümmen die Beschwerden deutlich. Die Schmerzen kommen und gehen blitzartig, sind durchdringend, stechend. Sie beginnen schon zwei Tage vor der Regel, vom zweiten Blutungstag an werden sie deutlich besser. Die Patienten sind sehr erschöpft und nervös.

Veratrum album D 6
Diese Patientinnen haben Kreislaufprobleme, sind manchmal kaltschweißig und leiden unter einem Kältegefühl im ganzen Körper. Wärme und Liegen bessert, jede Anstrengung verschlechtert die Beschwerden. Die heftigen, kolikartigen Schmerzen sind von großer Schwäche begleitet.

Cimicifuga D 6
Diese Patientinnen sind auch sehr kälteempfindlich und Wärme hilft gegen die Beschwerden. Die Schmerzen sind umso heftiger, je stärker die Blutung ist. Jede Erregung verschlechtert, die Frauen haben keine Ruhe, sind nervös und niedergeschlagen.

Belladonna D 6
Hier verschlechtert Wärme die plötzlich kommenden und gehenden Beschwerden. Die Schmerzen sind pulsierend, klopfend und intensiv, die Blutung ist reichlich, hellrot und wird als heiß empfunden. Alle Sinne sind überempfindlich, der Kopf fühlt sich heiß an, Arme und Beine kalt. Ruhe tut gut.

Chamomilla D 6
Wie bei Colocynthis führt jeder Ärger zur kolossalen Verschlechterung der Beschwerden, jedoch verschlechtert hier auch die Anwendung von Wärme. Der wehenartige Schmerz ist fast unerträglich und strahlt in Oberbauch, Rücken und Oberschenkel aus. Die Frauen sind sehr durstig.

Pulsatilla D 12
Pulsatilla-Patientinnen dagegen verspüren eher wenig Durst und erfahren im Freien eine deutliche Verbesserung. Schon Tage vor der Regelblutung tritt ein Druckgefühl nach unten auf. Die Blutung selbst und die Schmerzen sind sehr veränderlich. Obwohl diese Frauen leicht frieren haben sie ein Verlangen nach frischer Luft. Die Stimmung ist gedrückt und weinerlich, Trost verbessert das Befinden.

Viburnum D 3
Im Freien fühlen sich diese nervösen und reizbaren Patientinnen ebenfalls besser. Die krampfartigen Schmerzkoliken strahlen in die Kreuzbein-Steißbein-Gegend, Unterbauch, Lenden und in die Oberschenkel aus. Bewegung verbessert alles und während der Blutung kommt häufig wässriger Durchfall hinzu.

Komplex-Homöopathika bei Periodenschmerzen

Tab. 2.26 Periodenschmerzen: Komplex-Homöopathika und Anwendungsgebiete

Präparat	Anwendung
Mulimen S Tropfen	bei Regelbeschwerden und Verstimmungszuständen
Magnesium phosphoricum Pentarkan® S Tabletten	bei krampfartigen Leibschmerzen während der Periodenblutung
Viscum album S Oligoplex® Tropfen	bei Dysmenorrhoe
Hypericum N Oligoplex® Tropfen	bei Dysmenorrhoe mit Übererregbarkeit
Spascupreel® Tabletten oder Zäpfchen	bei kolikartigen Regelbeschwerden
Lilium compositum Heel Tropfen	bei Dysmenorrhoe

2.6.2 Wechseljahresbeschwerden
Langsam werden die Regelblutungen schwächer, unregelmäßiger oder setzen auch ganz aus, Hitzewallungen treiben ganz plötzlich den Schweiß aus den Poren und es fällt nicht einfach das Gewicht zu halten. Diese Beschwerden treten mit sehr unterschiedlicher

Stärke bei den meisten Frauen, die in die Wechseljahre kommen, auf. Homöopathische Mittel können helfen, mit besserer Lebensqualität durch diese Phase der Veränderung hindurchzukommen. Die Auswahl des richtigen Mittels bei Wechseljahresbeschwerden ist relativ komplex und erfordert ein ausgedehntes Beratungsgespräch, wobei mehrere Beschwerden berücksichtigt werden sollten. Dies lässt sich leider nicht in einem einfachen Diagramm darstellen. Orientieren Sie sich am besten an der Beschreibung der Einzelmittel.

Hier gilt dasselbe wie bei den Periodenschmerzen. Verweisen Sie die Patientinnen bitte an einen Homöopathen, wenn die ersten ein bis zwei selbst gewählten Mittel keine Verbesserung bringen sollten.

Wann sollten Sie zum Arztbesuch raten
Wenn Frauen vermuten, dass die Wechseljahre eingesetzt haben, und dabei unangenehme Begleitsymptome auftreten, sollte dies gleich zu Anfang vom Frauenarzt mit begleitet werden.

Beratungsbeispiel
Frau Hitzig möchte von Ihnen Hilfestellung bei ihren Wechseljahresbeschwerden. „Meine Regelblutungen kommen nur noch unregelmäßig und eher schwach, das ist bei meinem Alter ja auch nicht verwunderlich. Der Arzt hat alles untersucht und sagte: ‚Frau Hitzig, Sie sind jetzt in den Wechseljahren.' Das hat mich zwar nicht sehr gefreut, aber da muss ich eben durch. Nun habe ich in letzter Zeit immer diese Hitzewallungen, dann bekomme ich einen roten Kopf und Schweiß bricht mir aus allen Poren, das ist mir dann sehr unangenehm. Haben Sie einen guten Tipp? Sie wissen ja, dass man nicht mehr so leicht Hormone vom Frauenarzt verschrieben bekommt und ich möchte auch lieber auf natürliche Weise nachhelfen." Das war jetzt ganz schön viel Information auf einmal. Frau Hitzig war schon beim Frauenarzt, dazu müssen Sie ihr nun nicht raten. Die Symptome sind alle recht typisch für die Wechseljahre und nicht außergewöhnlich. Hitzewallungen stehen wohl gerade im Vordergrund.

„Wie geht es Ihnen denn gefühlsmäßig, sind Sie auch manchmal niedergeschlagen oder eher nervös?", konkretisieren Sie das Beratungsgespräch. „Nun ja, heute bin ich eher aufgedreht und nervös, aber immer mal wieder fühle ich mich auch niedergeschlagen und habe auf nichts Lust. Immer wieder sind auch Kreislaufprobleme dabei, dann wird mir ganz komisch, manchmal mit Herzklopfen und als ob ich nicht genügend Luft kriegen würde. Ich kann ja auch sonst nichts Enges um den Hals gebrauchen, aber dann könnte ich mir alles nur vom Hals reißen. Außerdem sind da noch die Probleme mit meiner Kollegin, die wird vom Chef immer bevorzugt, ich werde..." „Frau Hitzig, darf ich Sie kurz unterbrechen, ich möchte Ihnen noch ein paar Tipps für die Wechseljahre mit auf den Weg geben", unterbrechen Sie den Wortstrom von Frau Hitzig und geben ihr noch allgemeine Tipps zur Lebensführung in den Wechseljahren (siehe Tipps für die Praxis).

Dabei rekapitulieren Sie die Hinweise für ein passendes homöopathisches Mittel: starke Hitzewallungen – mal nervös, mal niedergeschlagen – Kreislaufprobleme – starker Rededrang – Enges am Hals ist unerträglich. Frau Hitzig hat Ihnen viele Hinweise auf Lachesis gegeben. Empfehlen Sie Ihr Lachesis Globuli in der D 12 einzunehmen und zwar 3-mal am Tag.

Tipps für die Praxis

Alles, was zur Steigerung des Allgemeinbefindens und zur Stärkung der Konstitution dient, verbessert die Fähigkeit der Frauen durch die Wechseljahr mit mehr Leichtigkeit und Wohlbefinden hindurch zu gehen. Dazu gehören Ausdauersport, gesunde Ernährung, ausreichend Trinken, durch Entspannungsverfahren den Alltagsstress vermindern, Neues wagen und sich für schöne, erfüllende Tätigkeiten Zeit zu nehmen. Auf Rauchen sollte verzichtet und der Genussmittel-Konsum auf ein geringes, bewusstes Maß reduziert werden, das verbessert langfristig das Befinden und die Gesundheit.

Beschreibung der Einzelmittel

Sanguinaria D 6

Starke Hitzewallungen zu Kopf und Brust stehen im Vordergrund der Beschwerden, dabei rötet sich das Gesicht stark. Neben Atembeklemmungen, Angst und Schwindel begleiten auch häufig Kopfschmerzen oder rechtsseitige Migräne die Wechseljahresproblematik. Diese Frauen sind lebhaft, haben ein reizbares und ungeduldiges Gemüt. Die Brüste sind empfindlich und schmerzhaft, manchmal kommen noch brennende Handflächen und Fußsohlen hinzu.

Acidum sulfuricum D 12

Acidum sulfuricum wird auch bei starken Hitzewallungen eingesetzt, diese Frauen sind ebenfalls nervös und immer in Eile. Allerdings fühlen sie sich oft schwach, besonders nach Schweißausbrüchen. Sie empfinden eine innere Unruhe und ein Zittern, das äußerlich aber nicht sichtbar ist. Daneben leiden sie häufig unter Krampfadern, Hämorrhoiden und bekommen leicht blaue Flecken.

Lachesis D 12

Hitzewallungen sind auch bei Lachesis sehr störend, hier fällt allerdings auch der Wechsel zwischen Erregung und Niedergeschlagenheit auf. Ventilartiger Rededrang führt häufig zu wahren Wortergüssen, die auf die Umgebung herabprasseln. Das Gesicht der Lachesis-Patientin erscheint rot und gedunsen und einengende Kleidung ist ihr sehr unangenehm, besonders am Hals. Kreislaufprobleme führen zu Atemnot, Herzklopfen und Schweißausbrüchen. Manchmal kommt Kopfschmerz hinzu, der durch Wärme und nach dem Schlaf besonders stark ist.

Sulfur D 12

Sulfur-Patientinnen kennen Blutandrang zum Kopf mit Ohnmachtsanfällen und Schwäche. Sie sind reizbar und mürrisch, manchmal melancholisch und haben eine empfindliche Haut, mit Neigung zu Ausschlägen und Jucken. Körperöffnungen sind auffallend gerötet, die Füße meist kalt, werden jedoch im Bett heiß und müssen unter der Bettdecke hervorgestreckt werden. Nachts schwitzen diese Frauen öfters und erwachen auch beim geringsten Geräusch. Morgendurchfall treibt aus dem Bett. Ein starkes Verlangen nach Süßem und Hunger um 11 Uhr morgens kennzeichnen Sulfur-Typen ebenfalls.

Sepia D 12

Sepia wird für viele Frauen-Beschwerden eingesetzt. In den Wechseljahren kommt es zu Migräne, die eher linksseitig auftritt, zu starken, aufsteigenden Hitzewallungen, Schwäche und Schweißausbrüchen. Venöse Stauungen im ganzen Organismus, Senkungsbeschwerden der Gebärmutter, unwillkürlicher Harnabgang und Kreislaufprobleme runden häufig das Bild ab. Die Patientinnen bekommen häufig gelb-braune Flecken im Gesicht, auf der Brust oder am Bauch und der Haarwuchs an der Oberlippe ist auffällig. Gefühlsmäßig geht es auf und ab, die Frauen sind reizbar und leicht gekränkt, neigen zu depressiven Verstimmungen. Manchmal kommt es zu einer auffälligen Gleichgültigkeit gegenüber eigenen Pflichten und der Familie gegenüber. Körperliche Bewegung, z. B. Tanzen, bessert alle Beschwerden.

Cimicifuga D 12
Auch hier sind Kopfschmerzen und linksseitige Migräne unangenehme Begleiter in den Wechseljahren. Die Kopfschmerzen ziehen vom Hinterkopf über die Stirn zu den Augen. Unregelmäßige Menstruationsblutungen, Schmerz in den Eierstöcken und krampfartige Gebärmutterschmerzen werden wahrgenommen; manchmal auch ein steifer, schmerzhafter Nacken. Die Patientinnen sind nervös und unruhig, neigen zu Angstzuständen, Depressionen und Schlaflosigkeit. Ist körperlich kein Problem da, zeigt sich ein psychisches Symptom.

Komplex-Homöopathika bei Wechseljahresbeschwerden

Tab. 2.27 Wechseljahresbeschwerden: Komplex-Homöopathika u. Anwendungsgebiete

Präparat	Anwendung
Aletris N Oligoplex® Tropfen	bei Wechseljahresbeschwerden
Hanofemin® Tropfen	bei Wechseljahresbeschwerden
Cimicifuga N Oligoplex® Tropfen	bei allgemeinen Wechseljahresbeschwerden
Kalium phosphoricum N Oligoplex® Tabletten	Wechseljahresbeschwerden mit starker körperlicher Erschöpfung
Salvia Oligoplex® Tropfen	Wechseljahresbeschwerden mit starker Schweißneigung
Echinacea N Oligoplex® Tropfen	Wechseljahresbeschwerden mit Infektanfälligkeit
Hormeel SNT® Tropfen	bei Störungen des weiblichen Hormonsystems

2.7 Blase und Harnwege

Wenn Blase und Harnwege einwandfrei funktionieren, nehmen wir von ihnen wenig Notiz. Wird aber das Wasserlassen schmerzhaft oder müssen wir alle halbe Stunde die Toilette aufsuchen, sehen wir, wie wichtig die reibungslose Funktion dieser Ausscheidungsorgane für ein unbeschwertes Leben ist.

2.7.1 Akute Blasen- und Harnwegsentzündung

Besonders häufig sind junge Frauen von dieser Erkrankung betroffen. Diese Frauen müssen oft auf die Toilette, obwohl die Blase nicht wirklich voll ist. Beim Urinieren brennt es dann im Bereich der Harnröhre, zum Teil sehr stark. Dem Urin kann auch etwas Blut beigemengt sein.

Blasenentzündungen bei Männern treten seltener auf, sie gelten von vorneherein als komplizierter und sind immer ein Fall für den Arzt.

Wann sollten Sie zum Arztbesuch raten

Sollte Fieber dazukommen oder der Urin ungewohnt riechen oder blutig sein, muss der Arzt aufgesucht werden. Auch wenn starke Schmerzen die Blasenentzündung begleiten, die Beschwerden länger als 5 Tage bestehen oder immer wieder auftreten, sind die Grenzen der Selbstmedikation überschritten.

Der Weg zum passenden Mittel

Im Beratungsdiagramm können Sie mögliche Wege zu einer Empfehlung finden. Stellen Sie die entsprechenden Fragen und lassen Sie sich dadurch zum geeigneten Mittel leiten.

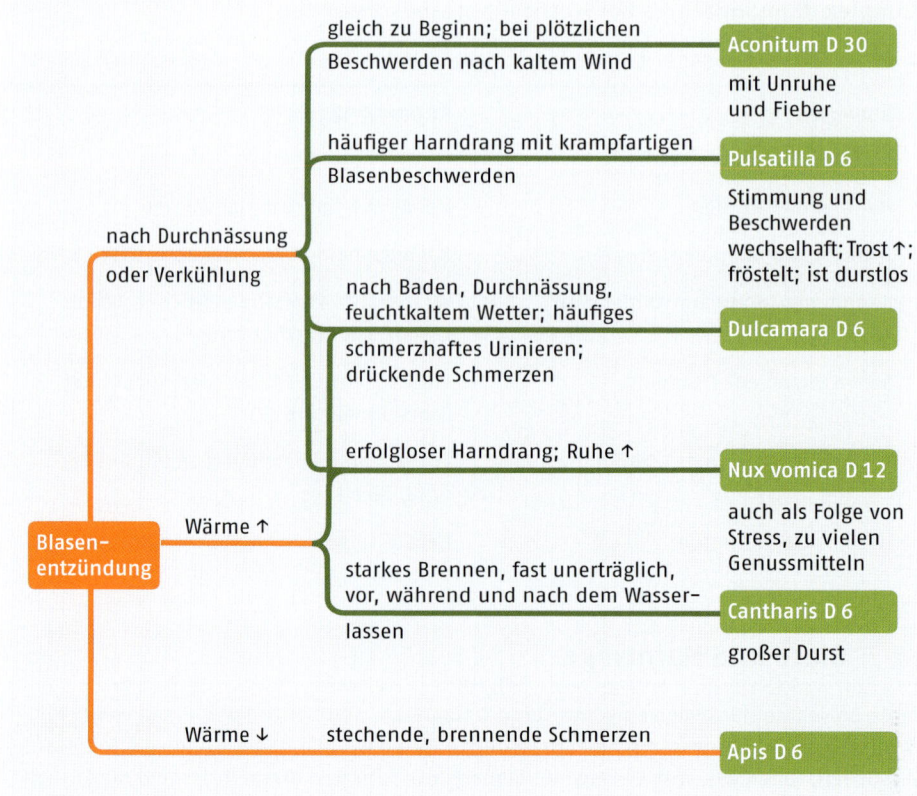

Abb. 2.28 Beratungsdiagramm: Blasenentzündung

Beratungsbeispiel

Frau Uropoulos kommt herein und fragt nach einer Kundentoilette, sie müsse ganz dringend auf das WC. Zum Glück haben Sie eine solche Einrichtung anzubieten und weisen der eiligen Kundin den Weg. Als sie zurückkommt, berichtet sie Ihnen: „Wissen Sie, seit vorgestern abend muss ich sehr häufig Wasser lassen und es brennt auch immer höllisch dabei. Ich will schon gar nicht mehr auf die Toilette, muss aber sicher alle Stunde gehen." „Haben Sie denn auch Fieber oder ist Ihnen aufgefallen, dass Ihr Urin rötlich wäre, also vielleicht etwas Blut im Urin ist?", wollen Sie noch etwas genauer wissen. „Nein, da ist mir nichts aufgefallen. Ich fühle mich sonst auch wohl, nur dieser häufige Harndrang und dieses unerträgliche Brennen. Haben Sie denn da etwas Natürliches?" „Haben Sie einen Verdacht, was der Auslöser gewesen sein könnte und treten solche Beschwerden denn häufig auf?", ist für Sie noch von Interesse. „Ich habe keine Ahnung, wo das jetzt herkommt. Vor ein paar Jahren hatte ich schon mal so etwas, da habe ich zu lange gewartet und musste dann Antibiotika nehmen", ergänzt Frau Uropoulos. Sie klären die Kundin darüber auf, dass eine erhöhte Trinkmenge sehr wichtig für die Ausscheidung der Erreger ist und empfehlen den Unterleib schön warm zu halten. „Das mache ich eh schon, ich bin durstiger als sonst, nach Wärme habe ich auch ein Bedürfnis und sie tut mir gut", sagt die Kundin daraufhin. Jetzt haben Sie gute Hinweise für eine zusätzliche homöopathische Empfehlung: Wärme verbessert – starkes, fast unerträgliches Brennen beim Wasserlassen – großer Durst. Empfehlen Sie zusätzlich zum mindestens 3 Liter Trinken am Tag noch Cantharis D 6 Globuli. Zu Beginn soll Sie diese stündlich einnehmen, nach eintretender Verbesserung nur noch 3-mal täglich. Sollten sich die Beschwerden nicht innerhalb der nächsten 2 Tage deutlich bessern, soll Frau Uropoulos zum Arzt gehen.

Tipps für die Praxis

Der beste Zusatztipp ist immer noch die stark erhöhte Trinkmenge. Die betroffenen Frauen sollten 3 Liter am Tag trinken und dabei Wasser bevorzugen.
Dann sollte die Blase regelmäßig entleert werden.
Warme Anwendungen auf den Unterleib können Besserung bringen, ebenso warme Kleidung. Ansteigende warme Fuß- oder Sitzbäder verbessern meist auch.
Jede Unterkühlung sollte vermieden werden und wenn sich die Patienten schonen, kann das eigene Immunsystem noch besser arbeiten.
Eventuell kann man Frauen auch auf die richtige Hygiene nach der Stuhlentleerung hinweisen.

Beschreibung der Einzelmittel

Aconitum D 30

Aconitum ist ein gutes Erstmittel bei Beschwerden durch kalten Luftzug. Wenn plötzlich Beschwerden auftreten, diese von Unruhe und Fieber begleitet sind und beim Wasserlassen brennende Schmerzen in Blase und Harnröhre auftreten, ist ein Therapieversuch mit Aconitum D 30 vielversprechend. Dieses Mittel sollte dann 3-mal im 2-stündigen Abstand eingenommen werden. Tritt keine Verbesserung ein, sollte der Arzt aufgesucht werden.

Pulsatilla D 6

Hier sind die Beschwerden weniger akut wie bei Aconitum, jedoch wechselhaft, wie auch die Launen der Patientin. Sitzen auf kaltem Untergrund oder Durchnässung können die

Ursachen für diesen häufigen Harndrang mit krampfartigen Blasenbeschwerden sein. Die Betroffenen klagen über Brennen während und nach dem Wasserlassen, sind fröstelnd, durstlos und manchmal weinerlich. Ein tröstendes Wort hilft schon ein wenig. Pulsatilla anfangs stündlich anwenden, dann noch 3-mal am Tag.

Dulcamara D 6
Wenn die Blasenentzündung nach Durchnässung im Regen oder beim Baden entstanden ist, ist das schon ein starker Hinweis auf Dulcamara. Auch wenn auf heiße Tagen kalte Nächte folgen und dies die Beschwerden auslöst, ist dieses Mittel bewährt. Das Urinieren ist schmerzhaft und häufig, manchmal ist der Urin etwas schleimig und trüb. Die Beschwerden sind durch Anwendung von Wärme besser. Zu Beginn alle Stunde 5 Kügelchen einnehmen, dann nur noch 3-mal am Tag.

Nux vomica D 12
Wärme und auch Ruhe verbessert die lästigen Symptome der Blasenentzündung beim Nux-vomica-Typ. Der häufig erfolglose Harndrang führt zu brennenden Schmerzen am Blasenhals, der Urin geht oft nur tropfenweise ab. Als Auslöser kommen neben Kälte auch noch Stress, Exzesse und der überhöhte Konsum von Genussmitteln in Frage. Anfangs stündlich geben, dann nur noch 2-mal täglich.

Cantharis D 6
Hier ist das stärkste Symptom das fast unerträgliche Brennen vor, während und nach dem Wasserlassen. Der Urin geht spärlich, manchmal nur tropfenweise ab, ist schleimig und manchmal blutig. Die Patienten sind sehr durstig, eventuell fiebrig. Kaffeetrinken wie auch auf dem Rücken liegen verschlechtert die Beschwerden. Wärme verbessert. Auch hier anfangs stündlich 5 Kügelchen und im Anschluss 3-mal am Tag weiterbehandeln.

Apis D 6
Wärme verschlechtert die Symptome dieser Blasenentzündung. Die Schmerzen sind stechend und brennend, der Urin nur spärlich. Die Patienten sind manchmal fiebrig, eher durstlos, unruhig, nervös und lassen in der Hektik gerne etwas fallen. Empfehlen Sie auch hier anfangs stündlich und später 3-mal täglich 5 Globuli einzunehmen.

Komplex-Homöopathika bei Blasenentzündung

◘ **Tab. 2.28** Blasenentzündung: Komplex-Homöopathika und Anwendungsgebiete

Präparat	Anwendung
Cantharis-N-Komplex-Hanosan Tropfen	bei Blasenentzündung
Reneel® NT Tabletten	bei Entzündungen der ableitenden Harnwege
Sabal Pentarkan® HTropfen	bei Blasen- und Prostataentzündung

2.8 Allergische Erkrankungen

Allergische Erkrankungen sind auf dem Vormarsch und vermutlich auch eine Folge unserer hygienischen und parasitenarmen Zeiten. Viele Allergien oder auch Autoimmunerkrankungen sollten von einem Homöopathen behandelt werden, da meist eine Konstitutionsbehandlung notwendig ist, um eine anhaltende Verbesserung zu erreichen.

2.8.1 Heuschnupfen

Viele Menschen kennen die unangenehmen Folgen des Heuschnupfens gut aus eigener Erfahrung: allergischer Schnupfen, gereizte Augen, Juckreiz an Augen und Nase und manchmal sogar ein richtiges Krankheitsgefühl machen den Allergikern zur Pollensaison das Leben schwerer. Für den Heuschnupfen gibt es einige bewährte homöopathische Mittel, die den Verlauf der Allergie abmildern können.

Wann sollten Sie zum Arztbesuch raten
Kommen zu den hauptsächlich lästigen Nasen- und Augenbeschwerden auch noch Atemprobleme hinzu oder ist das Allgemeinempfinden stark beeinträchtigt, sollte der Arzt hinzugezogen werden.

Der Weg zum passenden Mittel
Im Beratungsdiagramm können Sie mögliche Wege zu einer Empfehlung finden. Stellen Sie die entsprechenden Fragen und lassen Sie sich dadurch zum geeigneten Mittel leiten (o Abb. 2.29).

Beratungsbeispiel
Frau Chi will von Ihnen gute Tipps wegen ihres alljährlichen Heuschnupfens. „Es ist jetzt zwar erst Februar, aber ich habe schon wieder diese Allergieprobleme. Sehen Sie, meine Augen sind ganz gereizt und die Augenlider dick, das sieht schlimm aus und fühlt sich auch so unangenehm an, ich will am liebsten immer darin reiben." „Sie kennen die Beschwerden also schon. Haben Sie denn außer den Problemen mit den Augen auch noch andere Allergieprobleme wie Atembeschwerden oder Hautprobleme?", fragen Sie, um noch nützliche Informationen zu sammeln. „Die Nase ist manchmal verstopft, dann muss ich durch den Mund atmen. Das ist aber nicht so schlimm. Am meisten stört mich, dass meine Augen viel tränen und das die Haut richtig reizt." Nun können Sie Frau Chi darauf ansprechen, ob sie die Möglichkeit einer Hyposensibilisierung schon mit einem Allergologen besprochen hat, denn so könnte sie vielleicht ihre Beschwerden wieder ganz los bekommen und geben Sie ihr einige Tipps zur Vermeidung von hoher Pollenbelastung. Dann empfehlen Sie ihr während der Allergiezeit 3-mal täglich Cardiospermum D 3 einzunehmen und zusätzlich 3- bis 6-mal Euphasia D 2, wenn die Augen so gereizt sind.

„Jetzt haben Sie mich aber sehr gut beraten, ich werde einen Termin beim Arzt machen und schon mal mit der Homöopathie beginnen, vielen Dank", verabschiedet sich Frau Chi.

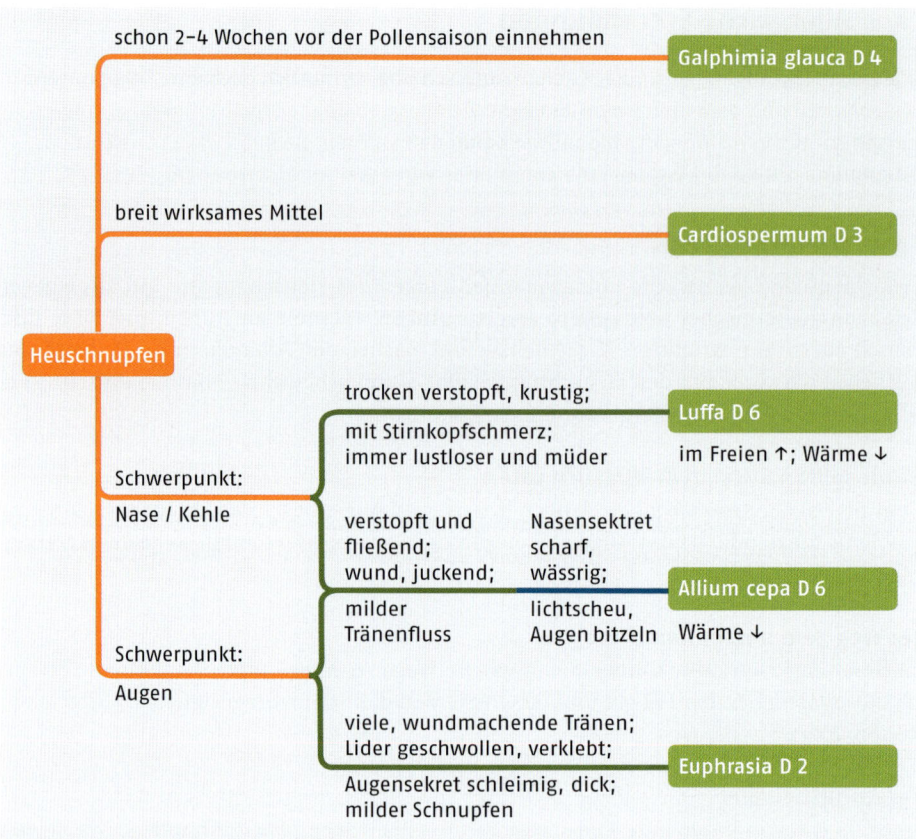

Abb. 2.29 Beratungsdiagramm: Heuschnupfen

Tipps für die Praxis

Die Spezifische Immuntherapie mit Allergenen, früher Hyposensibilisierung, genannt, ist eine sehr gut erprobte und wirksame Methode, um Allergien gegen Pollen zu behandeln und häufig sogar zum Verschwinden zu bringen. Bei diesem fast ja schon homöopathischen Ansatz werden die Allergene in niedriger, dann steigender Konzentration verabreicht und damit eine Toleranz des Immunsystems gegen diese Fremdstoffe erreicht. Es sind subkutane und sublinguale Möglichkeiten im Handel und vom Allergologen zu verordnen. Diese Methode ist allerdings nur möglich, wenn nicht zu viele verschiedene Antigene betroffen sind und es sollte mit diesen Hyposensibilisierungen früh begonnen werden, denn steigendes Lebensalter verringert die Erfolgsquote.

Ansonsten sind alle Maßnahmen, die den Pollenkontakt reduzieren, hilfreich. Pollenmaske zum Rasenmähen, Nasenspülungen, Lüften außerhalb der Haupt-Pollenflugzeiten, Haare waschen vor dem Zu-Bett-Gehen, Staubsauger und Autos mit Pollenfiltern ….

Beschreibung der Einzelmittel

Galphimia glauca D 4

Allergiker, die wissen, wann ungefähr ihre persönliche Heuschnupfen-Saison beginnt, können schon 2 bis 4 Wochen vorher die Allergiebereitschaft mit Galphimia glauca D 4 herabsetzen. Sie sollen dann 3-mal 5 Globuli am Tag einnehmen um den Heuschnupfen von Beginn an einzudämmen.

Cardiospermum D 3

Als breit wirksames Mittel für verschiedene Formen von Heuschnupfen wird Cardiospermum D 3 eingesetzt. Dieses Mittel wird bei akuten Heuschnupfenbeschwerden auch stündlich eingenommen, bei mildem Verlauf nur 3-mal täglich 5 Kügelchen,

Luffa D 6

Liegen die Symptome hauptsächlich im Nasen-Rachenraum, ist oft Luffa angezeigt. Die Nase ist trocken, verstopft und krustig und manchmal von einem Stirnkopfschmerz begleitet. Besonders am Morgen kann auch ein klares oder weißliches Nasensekret hinzukommen. Wärme, insbesondere warme, trockene Zimmerluft, verschlechtert die Beschwerden und im Freien ist alles besser. Die Patienten fühlen sich mit fortdauerndem Heuschnupfen immer lustloser und müder.

Allium cepa D 6

Hier sind Nase und Augen betroffen, jedoch auf unterschiedliche Weise. Die Nase ist zwar verstopft, es läuft jedoch viel wässriges, wundmachendes Sekret aus der Nase, diese juckt heftig. Die Augen sind auch gereizt und jucken leicht, hier ist das Sekret aber milder. Die Patienten sind lichtscheu, müssen viel niesen und erfahren in der Kälte eine Besserung, Wärme tut ihnen nicht gut.

Euphrasia D 2

Der Augentrost wird – wie der Name vermuten lässt – eingesetzt, wenn die Symptome sich am stärksten an den Augen zeigen. Diese sind gereizt, die Lider geschwollen und verklebt. Meist sind diese Beschwerden mit stark tränenden Augen verbunden und diese Tränen reizen die Haut, machen wund. Der begleitende Schnupfen ist mild.

Komplex-Homöopathika bei Heuschnupfen

Tab. 2.29 Heuschnupfen: Komplex-Homöopathika und Anwendungsgebiete

Präparat	Anwendung
Luffeel comp. Heuschnupfenspray	bei allergischem Schnupfen
Heuschnupfenmittel DHU Tabletten oder Tropfen	bei Heuschnupfen

2.9 Allgemeinbefinden

Unser Allgemeinbefinden wird durch viele äußere und innere Einflüsse bestimmt.

Hier finden Sie zwei Umstände, die das Allgemeinbefinden bei vielen Menschen negativ beeinflussen: Prüfungsangst, die den Abschluss von Ausbildungen oder auch Vorstellungsgespräche sehr erschweren kann, und die Reisekrankheit, die besonders bei Kindern schon das Autofahren zu einem Abenteuer der unangenehmen Art werden lässt.

2.9.1 Prüfungsangst

Prüfungen sind für die meisten Menschen eine sehr unangenehme Situation und schon die Zeit davor wird zur Nervenprobe. Die Homöopathie kann hier eine Hilfe sein, um in den anstrengenden Zeiten vor und während Prüfungen, Aufführungen und Präsentationen leichter die Ruhe zu bewahren und sich zu bewähren.

Wann sollten Sie zum Arztbesuch raten

Wird Prüfungsangst zu einem zentralen Problem und werden trotz guter Vorbereitung Prüfungen nicht bestanden oder gar nicht angetreten, sollte ein Gespräch mit dem Arzt gesucht werden, vielleicht kann z. B. mit Verhaltenstherapie eine Verbesserung erzielt werden.

Der Weg zum passenden Mittel

Im Beratungsdiagramm können Sie mögliche Wege zu einer Empfehlung finden. Stellen Sie die entsprechenden Fragen und lassen Sie sich dadurch zum geeigneten Mittel leiten.

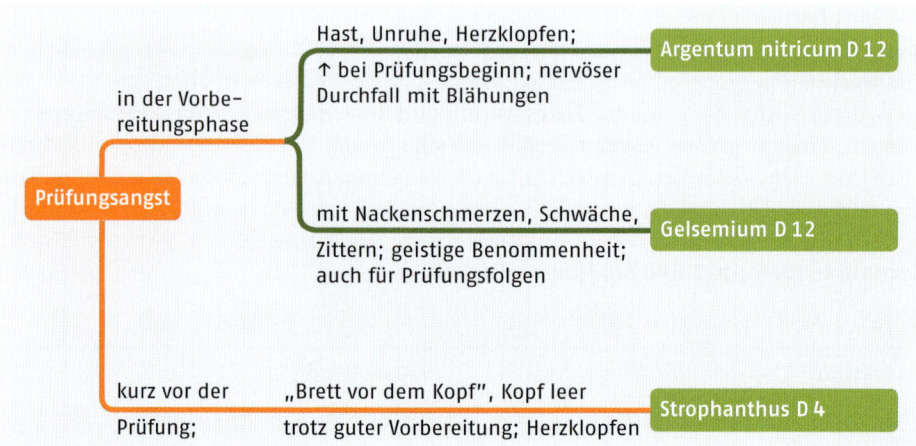

○ **Abb. 2.30** Beratungsdiagramm: Prüfungsangst

Beratungsbeispiel

Frau Klein betritt die Apotheke, sie sieht etwas gehetzt und nervös aus. „In einer Woche habe ich die praktische Führerschein-Prüfung und ich bin jetzt schon so nervös. Haben Sie da etwas Gutes?", fragt sie Sie. „Kennen Sie das auch schon von anderen Prüfungssituationen und wie wirkt sich die Nervosität genau aus?", fragen Sie teilnahmsvoll. „Meine letzten Prüfungen sind schon so lange her, aber auch damals war mir so eine Situation sehr unangenehm. Ich habe immer die ängstlichen Gedanken, dass ich durchfallen könnte, dann werde ich unruhig und bekomme richtig Herzklopfen. Manchmal stehe ich morgens auf, muss an die Prüfung denken und schon muss ich auf die Toilette und habe Durchfall", konkretisiert Frau Klein. Sie fragen Frau Klein, ob denn ihr Fahrlehrer glauben würde, sie sei gut genug vorbereitet. Dann versichern Sie ihr, dass Sie sich ruhig auf das Urteil des Fahrlehrers verlassen kann und getrost in die Prüfung gehen soll. Zur Unterstützung empfehlen Sie Argentum nitricum D 12 Globuli 2-mal täglich einzunehmen und dann kurz vor der Prüfung zu Strophanthus D 4 überzuwechseln. Davon soll sie dann 5 Globuli kurz vor der Prüfung einnehmen, wenn sie noch warten muss, kann sie auch später nochmal 5 Kügelchen einnehmen.

Tipps für die Praxis

Das beste Mittel gegen Prüfungsangst ist eine gezielte und gute Vorbereitung. Meist kann man sich auch an den vorhergehenden Prüfungsjahrgängen orientieren und es existieren gute Skripte oder Computerprogramme zur Aneignung des notwendigen Wissens.
Für mündliche Prüfungen ist es besonders wichtig, Antworten auf entsprechende Fragen schon einmal selbst in Worte gefasst zu haben. Da ist es gut in der Gruppe zu lernen und die Prüfungssituation schon vorwegzunehmen, indem die einzelnen Teilnehmer vom Rest der Gruppe befragt werden und so ihr Wissen aktiv darstellen müssen.
Entspannungsverfahren wie Autogenes Training, Progressive Muskelentspannung, Tai Chi, Chi Gong, Yoga, Selbsthypnose und andere helfen schon im Vorfeld ruhig zu bleiben und sind auch währen der Prüfung hilfreich.

Beschreibung der Einzelmittel

Argentum nitricum D 12
Hier kommt zur ängstlichen Unruhe und Herzklopfen meist nervöser Durchfall mit Blähungen hinzu. Die Patienten sind in Eile und wirken hastig. Bei diesen Argentum-nitricum-Typen verbessert sich das Befinden mit dem Beginn der Prüfung.

Gelsemium D 12
Hier steht noch mehr die Angst und Anspannung im Vordergrund. Es kommt zu Schwäche, Zittern und Herzklopfen mit großer Prüfungsangst. Verspannungen verursachen Nackenschmerzen und manchmal kommt noch Durchfall hinzu. Gelsemium kann auch für die Folgen zurückliegender Aufregungen empfohlen werden.

Strophanthus D 4
Strophanthus ist das Akutmittel kurz vor der Prüfung. Empfehlen Sie es für Menschen, die in Prüfungen „ein Brett vor dem Kopf" haben. Sie können sich ganz schlecht konzentrieren und der Kopf fühlt sich wie leer an, obwohl sie gut vorbereitet sind. Auch Herzklopfen vor und während der Prüfung macht noch nervöser. Fünf Strophanthus D 4 Globuli werden kurz vor der Prüfung eingenommen und bei Bedarf nach 15 Minuten noch einmal.

Komplex-Homöopathika bei Prüfungsangst

◘ **Tab. 2.30** Prüfungsangst: Komplex-Homöopathika und Anwendungsgebiete

Präparat	Anwendung
Ypsiloheel®N Tabletten	bei nervösen Störungen wie Herzklopfen, Engegefühl im Hals, Schlafstörungen, Magen-Darm-Beschwerden
Valerianaheel® Tropfen	bei nervös bedingten Unruhe- und Erschöpfungszuständen
Stramonium Pentarkan® Tabletten	bei nervösen Schlafstörungen
Ignatia Pentarkan® H Tropfen	bei nervösen Herzbeschwerden
Primula Oligoplex® Tropfen	bei nervösen Herzstörungen
Lupulinum N Oligoplex® Tropfen	bei nervöser Erregbarkeit und Erschöpfung, Unruhe und Schlafstörungen
Neurexan® Tabletten, Tropfen	bei Schlafstörungen und nervösen Unruhezuständen

2.9.2 Reisekrankheit

Viele Eltern können von den Problemen mit der Reisekrankheit ein Lied singen: den Kindern wird beim Auto- oder Busfahren, auf dem Schiff oder im Flugzeug übel und man muss schnell reagieren, damit keine unangenehmen Situationen entstehen. Auch manche Erwachsene haben noch mit Reisekrankheit zu kämpfen und sind froh über gute Ratschläge und wirksame Mittel gegen dieses Problem.

Wann sollten Sie zum Arztbesuch raten

Sollten nach Beendigung der Reise immer noch Schwindel, Übelkeit oder Erbrechen auftreten, ist die Ursache vielleicht gar nicht die Reise und ein Arzt sollte hinzugezogen werden.

Der Weg zum passenden Mittel

Im Beratungsdiagramm können Sie mögliche Wege zu einer Empfehlung finden. Stellen Sie die entsprechenden Fragen und lassen Sie sich zum geeigneten Mittel leiten (◘ Abb. 2.31).

Beratungsbeispiel

Frau Speidel erzählt Ihnen von der geplanten Reise nach Südfrankreich. „Ich liebe es am Mittelmeer zu sein: die Sonnenuntergänge, das leckere Essen... – wenn nur die Fahrt nicht wäre. Mit wird doch so leicht übel beim Autofahren." „Sie haben das Problem also schon häufiger gehabt, diese Art von Reisekrankheit. Wie sieht das genau aus mit Ihren Beschwerden, Frau Speidel?", erkundigen Sie sich. „Nun ja, eine Zeit lang geht es mir ganz gut auf dem Beifahrersitz, dann fängt es an mit leichter Übelkeit und Schwindel. Ich fühle mich dann ganz schwach und wenn wir eine Vesperpause einlegen wollen, habe ich eine richtige Abneigung gegen die Essensgerüche und muss mich dann auch häufig übergeben." Nun beraten Sie Frau Speidel zum richtigen Verhalten während der Autofahrt (siehe Tipps für die Praxis) und dann haben Sie noch einen homöopathischen Rat: bekannte Reisekrankheit – Schwäche – Abneigung gegen Essen. Empfehlen Sie Frau Speidel schon vor der Fahrt 3-mal täglich 5 Kügelchen Cocculus D 6 einzunehmen und wenn dann während der Fahrt doch eine leichte Übelkeit auftreten sollte, kann sie auch viertelstündlich 5 Globuli einnehmen.

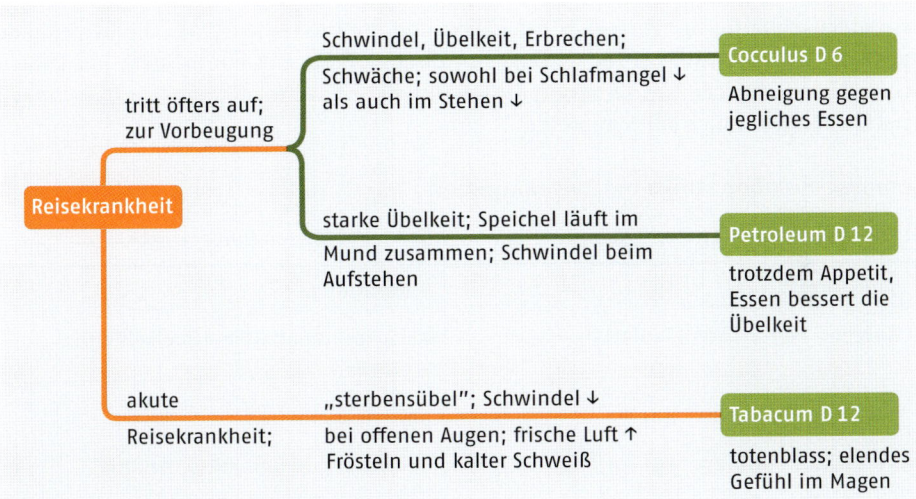

○ **Abb. 2.31** Beratungsdiagramm: Reisekrankheit

Tipps für die Praxis
- Beim Autofahren sollten empfindliche Personen durchs Fenster nach draußen schauen und in der Ferne einen Punkt fixieren.
- Im Zug nur in Fahrtrichtung sitzen und im Auto auf dem Beifahrersitz oder noch besser selbst fahren. Im Bus möglichst weit vorn Platz nehmen und beim Fliegen sind die Plätze in der Nähe der Tragflächen die Besten. Auf See sollte man sich an Deck aufhalten und einen fernen Punkt am Horizont anvisieren.
- Leichte Zwischenmahlzeiten und frische Luft können helfen.
- Lange Fahrten sind für Kinder meist in der Nacht einfacher.
- Für den Notfall Plastiktüten und Feuchttücher bereithalten.
- Die Aufmerksamkeit auf andere Themen lenken.

Beschreibung der Einzelmittel
Cocculus D 6
Schwindel, Übelkeit und Erbrechen sind bei Cocculus im Sitzen und Stehen schlechter, wie auch bei Schlafmangel. Die Reisekrankheit ist mit einer Abneigung gegen Essen und Schwäche verbunden. Ruhe und Liegen bringen Besserung.

Petroleum D 12

Bei Petroleum wird der Schwindel beim Aufstehen schlechter. Der Betroffene klagt über starke Übelkeit, viel Speichel läuft im Mund zusammen. Trotzdem hat der Reisekranke Appetit, Essen bessert die Übelkeit kurzfristig.

Tabacum D 12

Viele gesundheitliche Beschwerden werden beim Tabacum-Typ durch passive Fortbewegung, wie das Reisen, verschlechtert. Der auftretende Schwindel ist bei offenen Augen besonders schlimm, die Person ist totenblass und ihr ist sterbensübel. Die begleitende Kreislaufschwäche kann bis zur Ohnmacht führen. Oft kommt ein Frösteln mit kaltem Schweiß hinzu. Frische Luft verbessert die Reisekrankheit, warme Räume oder Tabakrauch verschlechtern deutlich alle Symptome.

Komplex-Homöopathika bei Reisekrankheit

Tab. 2.31 Reisekrankheit: Komplex-Homöopathika und Anwendungsgebiete

Präparat	Anwendung
Cocculus Pentarkan® S Tabletten	bei Reisekrankheit mit Übelkeit und Erbrechen
Cocculus N Oligoplex® Tropfen	bei Reisekrankheit
Vertigopas® Tropfen	bei Reisekrankheit mit Schwindel
Cocculus Similiaplex® Tropfen	bei Reisekrankheit

3 Anhang

3 Anhang

3.1 Glossar

3.1.1 Wichtige Begriffe in der Homöopathie

Ähnlichkeitsregel
„Ähnliches werde durch Ähnliches geheilt – Similia similibus curentur" ist die Ähnlichkeitsregel der Homöopathie und das wichtigste Grundprinzip dieser Heilmethode. Näheres in ▶ Kapitel 1.2.1 Ähnlichkeitsregel.

Antidot
Für viele homöopathische Mittel sind Stoffe oder andere Homöopathika bekannt, welche die Wirkung dieser Mittel abschwächen oder ganz auflösen können. Diese „Gegengifte" werden Antidote genannt. Es gibt für fast jedes Mittel spezifische Antidote, jedoch gibt es auch Stoffe, welche die meisten homöopathischen Mittel antidotieren, dazu gehört zum Beispiel Campher und Menthol. In ausführlichen *Materiae medicae* werden die jeweiligen Antidote im *Arzneimittelbild* aufgeführt.

Arzneimittelbild
Das Arzneimittelbild sammelt alle Eigenschaften eines Arzneimittels, um einen Gesamteindruck zu ermöglichen. Alle Symptome auf körperlicher, geistiger oder seelischer Ebene, die bisher mit diesem homöopathischen Einzelmittel in Verbindung gebracht wurden, sind im Arzneimittelbild zusammengefasst. Dies kann bei häufig geprüften und verwendeten Mitteln mehrere Tausend Symptome umfassen. Auch weitere Informationen zu Einzelmitteln, wie Kurzcharakterisierungen, *Modalitäten*, *Antidote*, verwandte Mittel, Folgemittel, auslösende Faktoren (Causae), klinische Symptome etc. werden in diesen Arzneimittelbildern gesammelt. Die meist alphabetische Zusammenstellung vieler einzelner Arzneimittelbilder wird Materia medica genannt und ist für den Homöopathen ein wichtiges Nachschlagewerk, um die Arzneimittelwahl abzusichern. Es gibt verschiedenste Formate der Materiae medicae: von der sehr kleinen Materia medica mit den gebräuchlichsten Einzelmitteln bis zum 10-bändigen Nachschlagewerk bzw. umfangreichen Datenbanken.

Arzneimittelprüfung
Verfahren um die Wirkkraft eines homöopathischen Mittels zu erforschen und das entsprechende *Arzneimittelbild* zu erstellen oder zu erweitern. Näheres in ▶ Kapitel 1.2.2 zum Thema Arzneimittelprüfung.

Dilution
Die flüssigen Darreichungsformen eines homöopathischen Mittels werden als Dilutionen (Verdünnungen) bezeichnet. Als Lösungsmittel dient üblicherweise Ethanol, die jeweilige Konzentration kann dem Homöopathischen Arzneibuch (HAB) oder Europäischen Arzneibuch (EuAB) entnommen werden. ▶ Kapitel 1.3.1.

Erstverschlimmerung
Bei gut gewählten homöopathischen Mitteln kann es anfangs zu einer kurzfristigen Verschlimmerung der Symptome kommen. Das zeigt ein Ansprechen auf das Mittel an und ist ein Zeichen für die Heilreaktion des Körpers auf das Mittel. Fällt die Erstverschlimmerung jedoch sehr stark aus, sollte das Mittel abgesetzt und mit einem passenden *Antidot* der Erstverschlimmerung entgegengewirkt werden.

Globuli
Die meistverwendete Darreichungsform von Homöopathika sind kleine Saccharose-Kügelchen, die Globuli. Diese gibt es in verschiedenen Größen, am gebräuchlichsten ist die Größe 3. ▶ Kapitel 1.3.1.

Heeringsche Regel
Dr. Heering war ein Schüler Hahnemanns und hat beim Ansprechen auf homöopathische Mittel folgendes beobachtet: „Erkrankungen heilen von oben nach unten, innen nach außen und umgekehrt wie sie aufgetreten sind." Ein Behandlungsverlauf ist günstig, wenn sich die Krankheitssymptome nach dieser Regel verändern.

Konstitutionsmittel
Bei der Behandlung von chronischen, tiefsitzenden Erkrankungen muss eine konstitutionelle Behandlung durchgeführt werden. Hier wird der Patient in seinen ganzen Grundmustern und Veranlagungen untersucht, alle Informationen zur Vorgeschichte und Vorerkrankungen gründlich aufgenommen und seine aktuelle Situation auf allen erdenklichen Ebenen durchleuchtet. Dann kann mit Hilfe von *Repertorien* und *Materiae medicae* ein auf die ganze Person abgestimmtes Mittel, das Konstitutionsmittel, gefunden werden. Dieses Verfahren ist nicht für die Selbstmedikation oder in der Apotheke durchführbar. Siehe auch ▶ Kapitel 1.2.6 Abschnitt Konstitutionelle Therapie.

Materia medica
In einer Materia medica werden Informationen zu homöopathischen Einzelmitteln als Monographien gesammelt. Diese Monographien werden auch als *Arzneimittelbilder* bezeichnet. Meist werden die Mittel alphabetisch aufgeführt und nach einem bestimmten Schema besprochen. In diesen Werken können ausführliche Informationen zu einzelnen Mitteln aufgefunden werden. Manche Materiae medicae besprechen nur die häufigsten Mittel oder bestimmte Gruppen von Einzelmitteln, andere sind sehr umfangreich und

umfassen die Arzneimittelbilder von mehreren Tausend Arzneimitteln in mehrbändigen Werken.

Miasma
Als Miasma werden in der Homöopathie besonders tiefgreifende Krankheitsursachen bezeichnet, die das Ansprechen der Patienten auf gut gewählte Mittel verhindern. Der griechische Begriff bedeutet Verunreinigung, Befleckung, Ansteckung oder übler Dunst und wurde vor der Entdeckung von Krankheitserregern auch auf die Übertragung von ansteckenden Krankheiten angewandt. Hahnemann bezeichnete diese Ursachen auch als Ur-Übel der chronischen Krankheiten, siehe auch ▶ Kapitel 1.2.6 Abschnitt Miasmenlehre. Die Existenz dieser Ur-Übel und die darauf aufbauende Miasmenlehre ist und war die Ursache hitziger Diskussionen; auch bei Homöopathen ist sie nicht unumstritten.

Modalitäten
Faktoren, die das Befinden und die Symptome des Patienten verbessern oder verschlechtern, werden Modalitäten genannt. Einzelmittel haben meist spezifische, für sie zutreffende Modalitäten. Genaueres siehe ▶ Kapitel 1.5 Homöopathische Selbstbehandlung bei akuten und chronischen Erkrankungen.

Nosode
Werden homöopathische Mittel aus Mikroorganismen, krankhaften Absonderungen oder erkrankten Organen hergestellt, werden sie als Nosoden bezeichnet. Neuerdings sind sie auch bei Herstellung von Homöopathika aus Umweltgiften, Allergenen oder allopathischen Arzneimitteln relevant. Nosoden werden in der *Miasma*tischen Therapie eingesetzt.

Polychrest
Die sehr häufig eingesetzten Mittel wurden in vielen homöopathischen *Arzneimittelprüfungen* untersucht. Da jedes Mittel auf den ganzen Menschen wirkt, traten viele verschiedene Prüfsymptome in allen Wesensebenen auf. Diese Mittel können daher bei vielen verschiedenen Indikationen heilsam sein und werden als Polychreste oder „Große Mittel" bezeichnet.

Potenz
Homöopathische Arzneimittel werden durch das Verfahren des Potenzierens hergestellt. Der Vorgang des Verdünnens und Verschüttelns muss nach den im Homöopathischen Arzneibuch (HAB) oder Europäischen Arzneibuch (EuAB) beschriebenen Verfahren durchgeführt werden. Je nach Methode entstehen so die D-, C- oder LM-Potenzen.

Häufig werden Potenzen bis zur D oder C 30 als Niedrigpotenzen und von D oder C 100 aufwärts als Hochpotenzen bezeichnet. Siehe hierzu ▶ Kapitel 1.3 Potenzen, Darreichungsformen und Dosierung

Psora
Ein *Miasma*, das durch Krätze in der eigenen Vorgeschichte oder Familiengeschichte ausgelöst wird. Siehe ▶ Kapitel 1.2.6 Abschnitt Miasmenlehre.

Repertorium
Repertorien sind Sammlungen von Krankheitserscheinungen, Symptomen. Sie sind nach klaren Regeln aufgebaut, so dass man mit etwas Vorwissen in diesen dicken Büchern die vom Patienten geschilderten Symptome auffinden kann. Häufig sind sie nach dem Kopf-zu-Fuß-Schema sortiert, beginnen mit Gemütssymptomen, dann Schwindel, Kopf, Augen, Ohren, Nase, Gesicht usw. und enden mit Allgemeinsymptomen wie Schlaf, Träume, Frost, Fieber, Schweiß, Haut und Allgemeinsymptomen.

Jedem geschilderten Symptom folgt eine Auflistung der homöopathischen Mittel, bei dem dieses Symptom im *Arzneimittelbild* vorkommt. Häufig wird diese Auflistung noch durch unterschiedliche Schrift-Typen, Fett- oder Kursiv-Druck gewichtet, dann stechen besonders wichtige Mittel für dieses Symptom hervor, die selteneren sind trotzdem erwähnt.

Besonders wichtig sind Repertorien für das Finden eines *Konstitutionsmittels*, des passendsten Mittels für die Gesamtpersönlichkeit des Patienten. ▶ Kapitel 1.2.6 Abschnitt Konstitutionelle Therapie.

Simile
Das Simile ist ein homöopathisches Mittel, das nach der *Ähnlichkeitsregel*, einem Grundprinzip der Homöopathie, den Krankheitssymptomen eines Patienten entspricht. Ein Konstitutionsmittel ist das Simile für die Gesamtkonstitution des betreffenden Patienten.

Sykose
Als Sykose wird das *Miasma* bezeichnet, das durch Syphilis in der eigenen Vorgeschichte oder Familiengeschichte ausgelöst wird. ▶ Kapitel 1.2.6 Abschnitt Miasmenlehre.

Trituration
Pulver als Darreichungsform werden in der Homöopathie Trituration oder Verreibung genannt. Das leitet sich von den Herstellungsverfahren ab, bei denen der Milchzucker auf genau festgelegte Weise mit dem Grundstoff in einem Mörser verrieben wird. *Globuli*, Tabletten und *Dilutionen* sind die gebräuchlicheren Darreichungsformen. ▶ Kapitel 1.3.2.

3.2 Literatur

Allen, H.C. (2008): Leitsymptome und Nosoden, Narayana Verlag GmbH, Kandern
Bauer, G. et al (2012): Komplementärmedizin für die Kitteltasche, 2. Aufl., Deutscher Apotheker Verlag, Stuttgart
Brandl, A. (2005): Homöopathie pocket, 4. Aufl., Börm Bruckmeier Verlag, Grünwald
Boericke, W. (2004): Handbuch der homöopathischen Materia medica, 3. Aufl., Haug Verlag, Heidelberg
Coulter, C.R. (1998): Portraits homöopathischer Arzneimittel, Band I,II, 5. Aufl., Haug Verlag, Heidelberg
Deutsche Homöopathie-Union (2006): DHU Homöopathisches Repetitorium, Ausg. Jan. 2006, Deutsche Homöopathie-Union, Karlsruhe
Deutsche Homöopathie-Union (2008): Remedia Homoeopathica, Verzeichnis homöopathischer Arzneimittel, Ausg. Okt. 2008, Deutsche Homöopathie-Union, Karlsruhe
Dorsci, M. (1998): Homöopathie heute, Rowohlt-Taschenbuch-Verlag, Reinbek bei Hamburg
Eisele, M., Friese, K.-H., Notter, G., Schlumpberger, A. (2009): Homöopathie für die Kitteltasche, 5. Aufl., Deutscher Apotheker Verlag, Stuttgart
Eisele, M., (2011): Homöopathie Lernkarten, Deutscher Apotheker Verlag, Stuttgart
Enders, N. (2002): Enders' Handbuch Homöopathie, Haug Verlag, Stuttgart
Friese, K.-H. (1998): Homöopathie in der HNO-Heilkunde, 3. Aufl., Hippokrates Verlag Stuttgart
Lennecke, K., Hagel, K., Przonziono, K. (2010): Selbstmedikation für die Kitteltasche; 4.Aufl., Deutscher Apotheker Verlag, Stuttgart
Von Grudzinski, T., Vint, P. (1996): Der Neue Clarke, Band I-X, Dr. Grohmann Gmbh Verlag, Enger
Häring Zimmerli, S. (1997): Homöopathische Arzneimittel-Typen, Band I,II, 2. Aufl., Müller & Steinicke KG Verlag, München
Hahnemann, S. (1992): Organon der Heilkunst, Karl F. Haug Verlag, Heidelberg
Homöopathisches Arzneibuch 2010, HAB 2010, Deutscher Apotheker Verlag, Stuttgart, Govi Verlag, Eschborn
Köhler, G. (2011): Lehrbuch der Homöopathie, Band I, 10. Aufl., Haug Verlag, Stuttgart
Köhler, G. (2009): Lehrbuch der Homöopathie, Band II, 7. Aufl., Hippokrates Verlag, Stuttgart
Lennecke, K. (2011) : Selbstmedikation für die Kitteltasche, 4. Aufl., Deutscher Apotheker Verlag, Stuttgart
Lennecke, K. et al. (2006) : Therapie-Profile für die Kitteltasche, Orientiert an den Leitlinien der Fachgesellschaften, 2.Aufl., Wissenschaftliche Verlagsgesellschaft, Stuttgart
Lockie, A., Geddes, N. (2003): Homöopathie, das große Hausbuch der Heilverfahren bei häufig vorkommenden Erkrankungen, BLV Verlag, München, Wien, Zürich
Nash, E. (2001): Leitsymptome in der homöopathischen Therapie, 19. Aufl., Haug Verlag, Stuttgart
Pschyrembel, W. (2012): Pschyrembel, Klinisches Wörterbuch 2012, 263. Aufl., De Gruyter Verlag, Berlin, New York
Rose, B. (1995): Der große Familienratgeber Homöopathie, Midena Verlag, Küttingen/Aarau
Rehm, E. (1974): Bewährte homöopathische Rezepte, 4. Aufl., Turm Verlag, Bietigheim
Sommer, S. (2001): Homöopathie, 10. Aufl., Gräfe und Unzer Verlag GmbH, München
Stumpf, W. (2008): Homöopathie, Die großen GU Ratgeber, 1. Aufl., Gräfe und Unzer Verlag GmbH, München
Schroyens, F., Hrsg. (1997): Synthesis, Repertorium homoeopathicum syntheticum, 3. Aufl., Hahnemann Institut für homöopathische Dokumentation, Greifenberg
Wiesenauer, M. (2010): Homöopathie für Ärzte und Apotheker, Band 1,2,3, 13. Ergänzungslieferung, Deutscher Apotheker Verlag, Stuttgart
Wiesenauer, M. (2005): Quickfinder Homöopathie, 12. Aufl., Gräfe und Unzer Verlag GmbH, München
Wright-Hubbard, E. (1996): Kurzlehrgang der Homöopathie, 4. Aufl.; Barthe.&Barthel Verlag, Schäftlarn

3.2.1 Weiterführende Literatur für die Apotheke

Homöopathie für die Kitteltasche, Deutscher Apotheker Verlag Stuttgart, 5. Auflage 2009
  Hier finden Sie im Indikationsteil die wichtigsten Mittel für häufige Beschwerden in der Selbstmedikation, die gebräuchlichsten Potenzen und im Monographie-Teil die hervorstechendsten Eigenschaften der empfohlenen Mittel. Sehr gut für die kompakte Beratung im Handverkauf geeignet.

Homöopathie pocket, Börm Bruckmeier Verlag, 4. Auflage 2005
  Dieses praktische und kompakte Büchlein ist ähnlich aufgebaut wie das zuvor beschriebene Homöopathie für die Kitteltasche. Ebenfalls ein sehr nützlicher und komprimierter Helfer für den Alltag in der Apotheke.

Homöopathie: Alltagsbeschwerden selbst behandeln – Großer GU Kompass, GU Verlag, 4. Auflage 2010
  Auch dieses Buch hat einen ähnlichen Aufbau und ist für die Selbstmedikation gut geeignet.

Komplementärmedizin für die Kitteltasche, Deutscher Apotheker Verlag Stuttgart, 2. Auflage 2010
  Neben Empfehlungen für die klassische Homöopathie werden hier auch Komplexmittel empfohlen. Außerdem sind auch Arzneimittel aus anderen alternativen Heilmethoden aufgeführt.

Homöopathisches Repetitorium, Deutsche Homöopathie-Union Karlsruhe, Ausgabe Januar 2009
  Sehr kurz gefasste Mini-Materia-Medica mit den Charakteristika von 350 der gebräuchlichsten Einzelmittel. Hier werden auch ähnliche Mittel genannt, die Modalitäten beschrieben und im Anhang findet sich noch ein kleines Indikations- und Abkürzungsregister.

Remedia Homoeopathika, Verzeichnis homöopathischer Arzneimittel, Deutsche Homöopathie-Union Karlsruhe
  Besonders nützlich ist dieses kostenlose Heft der DHU um Synonyme für Arzneimittel nachzuschlagen, da oft alte und neue Bezeichnungen für ein Mittel existieren. Außerdem kann man hier leicht recherchieren, ab welcher Potenz ein bestimmtes Mittel in den verschiedenen Darreichungsformen erhältlich ist.

Homöopathie für Ärzte und Apotheker, Deutscher Apotheker Verlag Stuttgart, 3 Ringbücher
  In diesen drei Ringbüchern finden Sie recht umfangreiche Informationen zur Homöopathie. In Band 1 nach Indikationen gegliedert, in Band 2 Monographien von über 2000 Einzelmitteln und in Band 3 farbige Cartoons um die wichtigsten Züge eines Mittels zu veranschaulichen.

Homöopathisches Arzneibuch 2010 (HAB 2010), Deutscher Apotheker Verlag Stuttgart
  Im HAB finden Sie alles zur Herstellung und Prüfung von homöopathischen Arzneimitteln. Was ist die genaue Ausgangssubstanz für ein Homöopathikum? Wie wird die Urtinktur, Lösung oder Verreibung aus dieser Ausgangssubstanz hergestellt? Was ist die niedrigste herstellbare Potenz? Welche Hilfsmittel enthalten die Homöopathika oder wie viel Alkohol ist enthalten? Diese Fragen können Sie mit Hilfe des HAB lösen.

Handbuch der homöopathischen Materia medica, Haug Verlag 2004
  Eine schön zusammengefasste und altbewährte Materia medica mit Beschreibungen zu den wichtigsten homöopathischen Mitteln.

Der Neue Clarke, Hahnemann Institut
  Für sehr von der Homöopathie begeisterte Apotheken das umfangreiche Nachschlagewerk zu allen bekannteren und weniger bekannten Mitteln. Eine gigantische Materia medica, je nach Ausgabe in 4 oder 10 Bänden.

Alphabetische Übersicht der vorgestellten Mittel

◘ Tab. 3.1 Übersicht der vorgestellten Mittel

Mittel	Indikation	Seite
Acidum nitricum D12	Warzen	85
Acidum sulfuricum D12	Wechseljahresbeschwerden	108
Aconitum D30	Blasenentzündung	110
	Fieber	44
	Halsschmerzen	33
	Heiserkeit und Stimmverlust	47
	Husten	37
	Ohrenschmerzen	41
Allium cepa D6	Heuschnupfen	114
	Schnupfen	30
Alumina D12	Verstopfung	64
Apis D6	Blasenentzündung	110
	Gelenkschmerzen	87
	Halsschmerzen	33
	Insektenstiche, -bisse	80
	Ohrenschmerzen	41
	Verbrennungen	75
Argentum nitricum D6	Sodbrennen	50
Argentum nitricum D12	Durchfall nach Aufregung	60
	Prüfungsangst	116
	Völlegefühl/Blähungen	53
Arnica D6	Blutergüsse	78
	Heiserkeit und Stimmverlust	47
	Ischialgie	90
	Offene Verletzungen, Wunden	70
	Stumpfe Verletzungen	73
Arsenicum album D6	Lippenherpes	82

Mittel	Indikation	Seite
Arsenicum album D12	Durchfall	59
	Schnupfen	59
	Verbrennungen	75
Belladonna D6	Periodenschmerzen	104
Belladonna D30	Fieber	44
	Halsschmerzen	33
	Husten	37
	Ohrenschmerzen	41
	Zahnungsprobleme	96
Bellis D6	Blutergüsse	78
	Stumpfe Verletzungen	73
Bryonia D6	Bauchschmerzen/Bauchkrämpfe	56
	Blähungen bei Säuglingen	98
	Fieber	44
	Gelenkschmerzen	87
	Husten	37
	Ischialgie	90
	Stumpfe Verletzungen	73
	Verstopfung	64
Calcium carbonicum D12	Windeldermatitis	101
	Zahnungsprobleme	96
Calcium phosphoricum D30	Zahnungsprobleme	96
Calendula D3	Offene Verletzungen, Wunden	70
Cantharis D6	Blasenentzündung	110
	Verbrennungen	75
Capsicum D6	Lippenherpes	82
	Sodbrennen	50
Carbo vegetabilis D6	Heiserkeit und Stimmverlust	47
	Völlegefühl/Blähungen	53
Cardiospermum D3	Heuschnupfen	114

Mittel	Indikation	Seite
Causticum D6	Heiserkeit und Stimmverlust	47
	Verbrennungen	75
Causticum D12	Warzen	85
Chamomilla D6	Blähungen bei Säuglingen	98
	Durchfall nach Aufregung	60
	Ohrenschmerzen	41
	Periodenschmerzen	104
	Windeldermatitis	101
	Zahnungsprobleme	96
Cimicifuga D6	Periodenschmerzen	104
Cimicifuga D12	Wechseljahresbeschwerden	109
Cocculus D6	Reisekrankheit	119
Coccus cacti D4	Husten	37
Colchicum D6	Gelenkschmerzen	87
Colocynthis D6	Bauchschmerzen/Bauchkrämpfe	56
	Ischialgie	90
	Periodenschmerzen	104
Colocynthis D12	Blähungen bei Säuglingen	98
Cuprum D12	Muskelkrämpfe	92
Drosera D6	Husten	37
Dulcamara D6	Blasenentzündung	110
	Gelenkschmerzen	87
	Lippenherpes	82
	Ohrenschmerzen	41
Eupatorium D4	Fieber	44
Euphrasia D2	Heuschnupfen	114
Ferrum phosphoricum D6	Fieber	44
	Durchfall	59
	Ohrenschmerzen	41
Galphimia glauca D4	Heuschnupfen	114

Mittel	Indikation	Seite
Gelsemium D12	Fieber	44
	Prüfungsangst	116
Gelsemium D30	Durchfall nach Aufregung	60
Gnaphalium D3	Ischialgie	90
Graphites D6	Akne	67
	Verstopfung	64
Graphites D12	Windeldermatitis	101
Hepar sulfuris D6	Lippenherpes	82
Hepar sulfuris D12	Akne	67
	Halsschmerzen	33
Hypericum D6	Offene Verletzungen, Wunden	70
	Stumpfe Verletzungen	73
Ipecacuanha D4	Husten	37
Kalium bichromicum D4	Schnupfen	30
Lachesis D12	Wechseljahresbeschwerden	108
Ledum D6	Blutergüsse	78
	Insektenstiche, -bisse	80
Luffa D6	Heuschnupfen	114
	Schnupfen	30
Lycopodium D6	Völlegefühl/Blähungen	53
Magnesium phosphoricum D6	Bauchschmerzen/Bauchkrämpfe	56
	Blähungen bei Säuglingen	98
	Muskelkrämpfe	92
	Periodenschmerzen	104
Mercurius solubilis D12	Halsschmerzen	33
Natrium chloratum D12	Akne	67
Natrium chloratum D30	Lippenherpes	82
Nux vomica D6	Sodbrennen	50

Mittel	Indikation	Seite
Nux vomica D12	Bauchschmerzen/Bauchkrämpfe	56
	Blasenentzündung	110
	Durchfall	59
	Durchfall nach Aufregung	60
	Ischialgie	90
	Schnupfen	30
	Verstopfung	64
	Völlegefühl/Blähungen	53
Okoubaka D3	Durchfall	59
Opium D12	Verstopfung	64
Petroleum D12	Reisekrankheit	119
Phosphor D12	Heiserkeit und Stimmverlust	47
Phytolacca D6	Halsschmerzen	33
Pulsatilla D4	Ohrenschmerzen	41
Pulsatilla D6	Blasenentzündung	110
	Durchfall	59
	Gelenkschmerzen	87
	Schnupfen	30
	Zahnungsprobleme	96
Pulsatilla D12	Periodenschmerzen	104
Pulsatilla D30	Akne	67
Rhus toxicodendron D6	Gelenkschmerzen	87
	Ischialgie	90
	Stumpfe Verletzungen	73
Robinia D6	Sodbrennen	50
Ruta D6	Stumpfe Verletzungen	73
Sambucus nigra D3	Schnupfen	30
Sanguinaria D6	Wechseljahresbeschwerden	108
Sepia D12	Wechseljahresbeschwerden	108
Silicea D6	Offene Verletzungen, Wunden	70

Mittel	Indikation	Seite
Staphisagria D4	Offene Verletzungen, Wunden	70
Staphisagria D6	Insektenstiche, -bisse	80
Stibium sulfuratum nigrum D6	Warzen	85
Strophantus D4	Prüfungsangst	116
Sulfur D12	Akne	67
	Verstopfung	64
	Wechseljahresbeschwerden	108
	Windeldermatitis	101
Tabacum D12	Reisekrankheit	119
Thuja D3	Warzen	85
Veratrum album D6	Muskelkrämpfe	92
	Periodenschmerzen	104
Viburnum D3	Periodenschmerzen	104

Sachregister

A
Acidum nitricum 7, 10
Ähnlichkeitsregel 7, 123
–, Beispiele 7
Akne 66
–, Beratungsbeispiel 67
–, Beratungsdiagramm 67
–, Graphites D6 68
–, Hepar sulfuris D12 68
–, Komplex-Homöopathie 69
–, Myrtillus N Oligoplex® 69
–, Natrium chloratum D12 68
–, Pulsatilla D30 68
–, Sulfur D12 68
–, Sulfur Oligoplex® 69
–, Tipps 68
–, Traumeel® S Tropfen 69
Allergische Erkrankungen 113
Angel-Vac® Nasensauger 102
Antidot 14, 123
Apis mellifica 7, 10
Arsenicum album 7
Arthritis 86
Arthrose 86
Arzneimittelbild 15, 123
Arzneimittelfindung 16
Arzneimittelprüfung 124
– am Gesunden 8
Ausgangssubstanzen 8, 10
–, Beispiele 10
–, giftige 7

B
BAK-Leitlinien 13
Bauchkrämpfe 55
–, Auslassdiät 57
–, Beratungsbeispiel 55
–, Beratungsdiagramm 56
–, Bryonia D6 58
–, Chamomilla Pentarkan® 58
–, Colocynthis D6 57
–, Colocynthis Pentarkan® 58
–, Komplex-Homöopathie 58
–, Lycopodium D6 58
–, Magnesium phosphoricum D6 57
–, Momordica N Oligoplex® 58
–, Nahrungsmittelunverträglichkeiten 57
–, Nux vomica D12 57
–, Spascupreel® 58
–, Spascupreel® S 58
–, Tipps 56
Bauchschmerzen 55
–, Auslassdiät 57
–, Beratungsbeispiel 55
–, Beratungsdiagramm 56
–, Bryonia D6 58
–, Chamomilla Pentarkan® 58
–, Colocynthis D6 57
–, Colocynthis Pentarkan® 58
–, Komplex-Homöopathie 58
–, Lycopodium D6 58
–, Magnesium phosphoricum D6 57
–, Momordica N Oligoplex® 58
–, Nahrungsmittelunverträglichkeiten 57
–, Nux vomica D12 57
–, Spascupreel® 58
–, Spascupreel® S 58
–, Tipps 56
Begleitumstände 24
Belladonna 7, 10
Blähungen 52
–, Argentum nitricum D12 54
–, Basilicum Oligoplex® 54
–, Beratungsbeispiel 52
–, Beratungsdiagramm 53
–, Bismutum Oligoplex® 54
–, Carbo vegetabilis D6 54
–, Carbo vegetabilis Pentarkan® H 54
–, Komplex-Homöopathie 54
–, Lycopodium D6 54
–, Magen-Darm-Tropfen Cosmochema® 54
–, Nux vomica D12 54
–, Tipps 53
Blähungen bei Säuglingen 97
–, Beratungsbeispiel 98
–, Bryonia D6 99
–, Chamomilla D6 99
–, Colocynthis D12 99
–, Komplex-Homöopathika 100
–, Lycopodium D6 99
–, Magnesium phosphoricum D6 99
–, Tipps 99
–, Viburcol® N 100
Blasenentzündung 110
–, Aconitum D30 111
–, Apis D6 112
–, Beratungsbeispiel 111
–, Beratungsdiagramm 110
–, Cantharis D6 112
–, Cantharis-N-Komplex-Hanosan 112
–, Dulcamara D6 112
–, Komplex-Homöopathie 112
–, Nux vomica D12 112
–, Pulsatilla D6 111
–, Reneel® NT 112
–, Sabal Pentarkan® 112
–, Tipps 111
Blutergüsse 77
–, Arnica comp. Gel 79
–, Arnica D6 78
–, Bellis D6 79
–, Beratungsbeispiel 78
–, Beratungsdiagramm 78
–, Calendula N Oligoplex® 79
–, Komplex-Homöopathika 79
–, Ledum D6 78
–, Tipps 78
–, Traumeel® S 79

C
Cantharis 7
Carcinosinum 16
Chinarinde 3
Coffea 7
Colocynthis 7
C-Potenzen 8
Cystitis 110

D
Darreichungsformen 16, 17
–, Alkoholgehalt 17
–, Dilutionen 17

–, Globuli 17
–, Lactosegehalt 17
–, Tabletten 17
–, Trituration 17
–, Umrechnung der Dosis 18
Diarrhö 58
Dilution 124
Dismenorrhö 103
Dosierung 16, 19
Dosierunghäufigkeit 19
D-Potenzen 8
Dreimonatskoliken 97
Durchfall 58
–, Argentum nitricum D12 62
–, Arsenicum album D12 61
–, Beratungsbeispiel 59
–, Beratungsdiagramm 59
–, Chamomilla D6 62
–, China N Oligoplex® 62
–, Diarrheel® SN 62
–, Elektrolyt-Ersatz 60
–, Ferrum phosphoricum D6 61
–, Gelsemium D30 62
–, Nahrungskarenz(-verzicht) 60
–, Nux vomica D12 61f.
–, Okoubaka D3 61
–, Pulsatilla D6 61
–, Veratrum-Pentarkan® S 62
Durchfall mit körperlicher Ursache
–, Arsenicum album D12 61
–, Ferrum phosphoricum D6 61
–, Nux vomica D12 61
–, Okoubaka D3 61
–, Pulsatilla D6 61
Durchfall mit seelischer Ursache
–, Argentum nitricum D12 62
–, Chamomilla D6 62
–, Gelsemium D30 62
–, Nux vomica D12 62
Durchfall nach Aufregung, Beratungsdiagramm 60

E
Einnahmehinweise 19
Einzelgaben 19
Einzelmittel 21, 22

Elotrans®-Beutel 61
Erkältungkrankheiten 29
Erstverschlimmerung 14, 124
EuAB 8
Europäisches Arzneibuch 8

F
Fersensporn 94
–, Hekla lava D6 94
–, Tipps 94
Fieber 43
–, Aconitum D30 45
–, Aconitum Pentarkan® 46
–, Anovin Pflüger 46
–, Belladonna D30 45
–, Beratungsbeispiel 43
–, Beratungsdiagramm 44
–, Bryonia D6 45
–, Eupatorium D4 45
–, Eupatorium N Oligoplex® 46
–, Ferrum phosphoricum D6 45
–, Fußbäder, ansteigende 44
–, Gelsemium D12 45
–, Komplex-Homöopathie 46
–, Nisylen® 46
–, Wadenwickel 44
Flatulenz 52
Frauenerkrankungen 103

G
Gelenkschmerzen 86
–, Apis D6 88
–, Beratungsbeispiel 87
–, Beratungsdiagramm 87
–, Bryonia D6 88
–, Colchicum D6 88
–, Dulcamara D6 89
–, Komplex-Homöopathie 89
–, Pulsatilla D6 88
–, Rhus toxicodendron D6 88
–, Rhus toxicodendron N Oligoplex® 89
–, Rhus toxicodendron Pentarkan® 89
–, Tipps 88
–, Traumeel® S 89
–, Urtica N Oligoplex® 89
–, Zeel® comp N 89
Globuli 124

Glonoinum 10
grippaler Infekt 29
Grundprinzipien der Homöopathie 7

H
HAB 8
Hahnemann, Samuel 3
–, Lebenslauf 5
–, Portrait 4
Halsschmerzen 32
–, Aconitum D30 34
–, Angin-Heel® SD 35
–, Apis D6 35
–, Arum triphyllum Pentarkan® 35
–, Belladonna D30 34
–, Belladonna Pentarkan® H 35
–, Beratungsbeispiel 33
–, Beratungsdiagramm 33
–, Hepar sulfuris D12 35
–, Komplex-Homöopathie 35
–, Lymphdiaral® 35
–, Meditonsin® 35
–, Mercurius-Heel® S 35
–, Mercurius solubilis D12 34
–, Phytolacca D6 34
–, Tonsillopas® SL 35
–, Zunge schaben 34
Hämatome 77
Hauterkrankungen 66
Heeringsche Regel 124
Heiserkeit 46
–, Aconitum D30 48
–, Arnica D6 48
–, Arum triphyllum Pentarkan® H 49
–, Beratungsbeispiele 46
–, Beratungsdiagramm 47
–, Carbo vegetabilis D6 48
–, Causticum D6 48
–, Engystol® 49
–, Komplex-Homöopathie 49
–, Phosphor D12 48
–, Wasserdampf-Inhalationen 47
Herpes labialis 81
Heuschnupfen 113
–, Allium cepa D6 115
–, Beratungsbeispiel 113

–, Beratungsdiagramm 114
–, Cardiospermum D3 115
–, Euphrasia D2 115
–, Galphimia glauca D4 115
–, Heuschnupfenmittel DHU 115
–, Komplex-Homöopathika 115
–, Luffa D6 115
–, Luffeel comp. 115
–, Tipps 114
Homöopathie
–, Einzelmittel 21
–, Grenzen 12
–, Grundprinzipien 7
–, Komplexmittel 21
–, Möglichkeiten 12
–, Wirkprinzip 11
Homöopathisches Arzneibuch 8
Husten 36
–, A-Bomin® 39
–, Aconitum D30 38
–, Belladonna D30 38
–, Beratungsbeispiele 36
–, Beratungsdiagramm 37
–, Bronchikatt® 39
–, Bryonia D6 38
–, Coccus cacti D4 39
–, Drosera D6 39
–, Husteel® 39
–, Ipecacuanha D4 39
–, Kartoffelwickel 37
–, Komplex-Homöopathie 39
–, Nicotin-Ersatz-Präparate 37
–, Rauchverzicht 37
–, Senega Pentarkan® S 39
–, Sticta Pentarkan® 39
–, Tussistin S 39
Hyposensibilisierung 114

I

Insektenstiche, -bisse 79
–, Apis D6 81
–, Apis F Komplex 10 81
–, Beratungsbeispiel 80
–, Ledum D6 81
–, Staphisagria D6 81
–, Vermeidung 81
Interaktionen
–, Abstand zum Essen 20

–, ätherisches Öl 20
–, Campher 20
–, Kaffee 20
–, Menthol 20
–, Tee 20
–, Zahnpasten 20
Ischialgie 89
–, Arnica D6 91
–, Beratungsbeispiel 89
–, Beratungsdiagramm 90
–, Bryonia D6 91
–, Colocynthis D6 91
–, Gnaphalium D3 92
–, Gnaphalium Pentarkan® 92
–, Komplex-Homöopathika 92
–, Nux vomica D12 91
–, Rhus toxicodendron D12 91
–, Rhus toxicodendron N Oligoplex® 92
–, Tipps 91

K

Kindesalter, Erkrankungen 95
Komplexhomöopathie 21
–, Einsatzgebiet 22
–, Graf Mattei 21
–, Mischungsregel 22
–, Professor Bürgi 22
–, Selbstmedikation 22
Komplexmittel 21, 22
konstitutionelle Therapie 13
–, Anamnese 13
–, Repertorisieren 14
–, Symptom-Hierarchie 14
Konstitutionsbehandlung 13
–, Anamnese 15
–, Arzneimittel-Rangliste 15
–, Dosierung 15
–, Mittelwahl 15
–, Nachbesprechung 15
–, Potenzwahl 15
–, Repertorisation 15
–, Symptom-Hierarchie 15
–, Symptomsammlung 15
Konstitutionsmittel 124
Krämpfe 92

L

Lachesis 10
Laryngitis 46

Lippenherpes 81
–, Arsenicum album D12 83
–, Beratungsbeispiel 82
–, Beratungsdiagramm 82
–, Capsicum D6 83
–, Dulcamara D6 83
–, Echinacea N Oligoplex® 84
–, Engystol® 84
–, Hepar sulfuris D6 83
–, Komplex-Homöopathie 84
–, Natrium chloratum D30 83
–, Tipps 83
–, Traumeel® S 84
LM-Potenzen 8

M

Magen-Darm-Erkrankungen 49
Magnesium phosphoricum 10
Materia medica 15, 124
Medorrhinum 10, 16
Meteorismus 52
Miasma 16, 125
Miasmenlehre 16
–, Psora 16
–, Sykose 16
Modalitäten 24, 125
Muskelkrämpfe 92
–, Beratungsbeispiel 93
–, Beratungsdiagramm 92
–, Cuprum D12 93
–, Komplex-Homöopathika 94
–, Magnesium phosphoricum D6 93
–, Magnesium phosphoricum Oligoplex® 94
–, Spascupreel® 94
–, Spascupreel® S 94
–, Tipps 93
–, Veratrum album D6 94

N

Nosoden 16, 125

O

Obstipation 62
Ohrenschmerzen 39
–, Aconitum D30 41
–, Aconitum Pentarkan® 43
–, Apis D6 42
–, Belladonna D30 42

–, Beratungsbeispiel 40
–, Beratungsdiagramm 41
–, Chamomilla D6 42
–, Dulcamara D6 42
–, Ferrum phosphoricum D6 42
–, Komplex-Homöopathie 43
–, Otovowen® 43
–, Pulsatilla D4 42
–, Pulsatilla N Oligoplex® 43
–, Zwiebelsäckchen 40
OLAF - der Babynasensauger 102
Otalgie 39

P

Pädiatrische Erkrankungen 95
Periodenschmerzen 103
–, Belladonna D6 106
–, Beratungsbeispiel 103
–, Beratungsdiagramm 104
–, Chamomilla D6 106
–, Cimicifuga D6 105
–, Colocynthis D6 105
–, Hypericum N Oligoplex® 106
–, Komplex-Homöopathika 106
–, Lilium compositum Heel 106
–, Magnesium phosphoricum D6 105
–, Magnesium phosphoricum Pentarkan® S 106
–, Mulimen S 106
–, Pulsatilla D12 106
–, Spascupreel® 106
–, Tipps 105
–, Veratrum album D6 105
–, Viburnum D3 106
–, Viscum album S Oligoplex® 106
Pharyngitis 36
Pickel 66
Platinum 10
Polichreste 25
Polychrest 125
Potenz 125
Potenzen 16
–, C- 16
–, D- 16

–, Herstellungsschema 17
–, Konstitutionstherapie 17
–, LM- 16
–, Selbstmedikation 17
–, Wirkdauer 19
Potenzierung 8
–, Beispiel 8
Professor Bürgi 22
Prüfungsangst 116
–, Argentum nitricum D12 117
–, Beratungsbeispiel 116
–, Beratungsdiagramm 116
–, Gelsemium D12 117
–, Ignatia Pentarkan® 118
–, Komplex-Homöopathika 118
–, Lupulinum N Oligoplex® 118
–, Neurexan® 118
–, Primula Oligoplex® 118
–, Stramonium Pentarkan® 118
–, Strophanthus D4 117
–, Tipps 117
–, Valerianaheel® 118
–, Ypsiloheel® N 118
Psora 125
Psorinum 16

R

Reflux 49
Reisekrankheit 118
–, Beratungsbeispiel 118
–, Beratungsdiagramm 119
–, Cocculus D6 119
–, Cocculus N Oligoplex® 120
–, Cocculus Pentarkan® S 120
–, Cocculus Similiaplex® 120
–, Komplex-Homöopathika 120
–, Petroleum D12 120
–, Tabacum D12 120
–, Tipps 119
–, Vertigopas® 120
Reise-Tipps 20
Remedia Homöopathica 18
Repertorium 126
Rheuma 86
Rhinitis 29

S

Säuglingsblähungen 97
Säuglingsschnupfen 102
–, Sambuccus nigra D3 103
–, Tipps 102
Säurebeschwerden 49
Schnupfen 29
–, Allium cepa D6 32
–, Arsenicum album D12 32
– bei Babies 102
–, Beratungsbeispiel 30
–, Beratungsdiagramm 30
–, Euphorbium comp. 32
–, Kalium bichromicum D4 31
–, Komplex-Homöopathie 32
–, Luffa D6 31
–, Lymphdiaral® Basistropfen SL 32
–, Nasenspülungen 31
–, Naso-Heel SNT 32
–, Nux vomica D12 31
–, Pulsatilla D6 32
–, Sambucus nigra D3 32
–, Sinapis nigra N Oligoplex® 32
–, Sinupas® N 32
Schwangerschaft, toxikologische Wirkung 20
Selbstbehandlung 22
–, chronische Beschwerden 23
–, konstitutionelle Beschwerden 23
–, organbezogene Beschwerden 22
Selbstmedikation 22
–, Beratung in der Apotheke 24
–, chronische Beschwerden 23
–, Grenzen 13
–, konstitutionelle Beschwerden 23
–, Literatur 24
–, Möglichkeiten 12
–, nützliche Bücher 24
–, organbezogene Beschwerden 22
Selbstversuch mit Chinarinde 3, 7

Simile 126
Sodbrennen 49
–, Argentum nitricum D6 51
–, Beratungsbeispiel 49
–, Beratungsdiagramm 50
–, Bismutum Pentarkan® 52
–, Capsicum D6 51
–, Gastricumeel® 52
–, Komplex-Homöopathika 52
–, Nux vomica D6 51
–, Nux vomica Pentarkan® 52
–, Robinia D6 51
–, Tamarindus N Oligoplex® 52
–, Tipps 50
spezifische Immuntherapie 114
Sportverletzungen 72
–, Arnica D6 74
–, Bellis D6 74
–, Beratungsbeispiel 72
–, Bryonia D6 74
–, Hypericum D6 74
–, Komplex-Homöopathika 74
–, PECH-Regel 73
–, Rhus toxicodendron D6 74
–, Ruta D6 74
Stillzeit, toxikologische Wirkung 20
Stimmverlust 46
–, Aconitum D30 48
–, Arnica D6 48
–, Arum triphyllum Pentarkan® H 49
–, Beratungsbeispiele 46
–, Beratungsdiagramm 47
–, Carbo vegetabilis D6 48
–, Causticum D6 48
–, Engystol® 49
–, Komplex-Homöopathie 49
–, Phosphor D12 48
–, Wasserdampf-Inhalationen 47
Sykose 126
Synonyme 18
Syphilinum 16

T
Tonsillitis 36
Trituration 126
Tuberkulinum 16

U
Urtinktur 8
Urübel 16

V
Verbrennungen 75
–, Apis D6 77
–, Arsenicum album D12 76
–, Beratungsbeispiel 75
–, Beratungsdiagramm 75
–, Calendula N Oligoplex® 77
–, Calendula Salbe Heel® S 77
–, Calendumed® 77
–, Cantharis D6 77
–, Causticum D6 76
–, Komplex-Homöopathika 77
–, Schweregrade 75
–, Tipps 76
Verkleppern 20
Verletzungen 66
–, offene 69
–, –, Arnica D6 71
–, –, Arnika Pentarkan® S 72
–, –, Beratungsbeispiel 69
–, –, Beratungsdiagramm 70
–, –, Calendula D3 71
–, –, Calendula N Oligoplex® 72
–, –, Hypericum D6 71
–, –, Silicea D6 71
–, –, Staphisagria D4 71
–, –, Tipps 70
–, stumpfe 72
–, –, Arnica D6 74
–, –, Bellis D6 74
–, –, Beratungsbeispiel 72
–, –, Bryonia D6 74
–, –, Hypericum D6 74
–, –, Komplex-Homöopathika 74
–, –, PECH-Regel 73
–, –, Rhus toxicodendron D6 74
–, –, Ruta D6 74
–, –, Symphytum N Oligoplex® 74
–, –, Traumeel® 74
–, –, Traumeel® S 74

Verrucae 84
Verstopfung 62
–, Alumina D12 65
–, Beratungsbeispiel 63
–, Beratungsdiagramm 64
–, Bryonia D6 64
–, Collinsonia N Oligoplex® 66
–, Graphites D6 65
–, Komplex-Homöopathika 66
–, Nux vomica D12 65
–, Opium D12 65
–, Paeonia N Oligoplex® 66
–, Plumbum aceticum N 66
–, Plumbum Pentarkan® S 66
–, Sulfur D12 65
–, Tipps 63
Verzeichnis homöopathischer Arzneimittel 18
Völlegefühl 52
–, Argentum nitricum D12 54
–, Basilicum Oligoplex® 54
–, Beratungsbeispiel 52
–, Beratungsdiagramm 53
–, Bismutum Oligoplex® 54
–, Carbo vegetabilis D6 54
–, Carbo vegetabilis Pentarkan® H 54
–, Komplex-Homöopathie 54
–, Lycopodium D6 54
–, Magen-Darm-Tropfen Cosmochema® 54
–, Nux vomica D12 54
–, Tipps 53

W
Warzen 84
–, Acidum nitricum D12 85
–, Beratungsbeispiel 84
–, Beratungsdiagramm 85
–, Komplex-Homöopathika 86
–, Stibium sulfuratum nigrum D6 86
–, Thuja D3 86
–, Thuja Similiaplex® H 86
–, Thuja WA Oligoplex® 86
–, Tipps 85
Wechseljahresbeschwerden 106

–, Acidum sulfuricum D12 108
–, Aletris N Oligoplex® 109
–, Beratungsbeispiel 107
–, Cimicifuga D12 109
–, Cimicifuga N Oligoplex® 109
–, Echinacea N Oligoplex® 109
–, Hanofemin® 109
–, Hormeel SNT® 109
–, Komplex-Homöopathika 109
–, Lachesis D12 108
–, Salvia Oligoplex® 109
–, Sanguinaria D6 108
–, Sepia D12 108
–, Sulfur D12 108
–, Tipps 108
Windeldermatitis 100
–, Beratungsbeispiel 100
–, Beratungsdiagramm 101
–, Calcium carbonicum D12 101
–, Chamomilla D6 101
–, Graphites D12 102
–, Komplex-Homöopathie 102
–, Sulfur D12 102
–, Tipps 101
Wirkprinzipien 11f.
–, Cluster-Bildung der Wassermoleküle im Alkohol 11
–, Fazit 12
–, Photonen-Abstrahlung 12
–, Placebo-Effekt 11
–, Quantenphysik als Erklärungsmodell 11
Wirkungsweise der Homöopathie 11
Wunden 69
–, Arnica D6 71
–, Beratungsbeispiel 69
–, Beratungsdiagramm 70
–, Calendula D3 71
–, Hypericum D6 71
–, Silicea D6 71
–, Staphisagria D4 71
–, Tipps 70

Z

Zahnungsprobleme 95
–, Belladonna D30 96
–, Beratungsbeispiel 95
–, Beratungsdiagramm 96
–, Calcium carbonicum D30 97
–, Calcium phosphoricum D30 97
–, Chamomilla D6 96
–, Chamomilla Komplex Tropfen 97
–, Komplex-Homöopathika 97
–, Osanit® 97
–, Pulsatilla D6 97
–, Tipps 95
–, Viburcol N® 97

Der Autor

Matthias Eisele

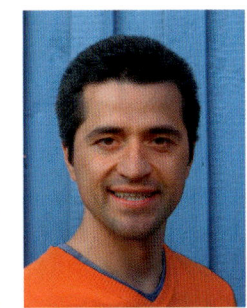

1968 auf der Schwäbischen Alb geboren. Studium der Pharmazie in Tübingen. Seit 1996 in öffentlichen Apotheken tätig. Heilpraktiker und Fachausbildung für Klassische Homöopathie. Mitautor der Bücher „Homöopathie für die Kitteltasche", „Bach-Blütentherapie" und „Komplementärmedizin für die Kitteltasche", sowie Autor der „Homöopathie-Lernkarten", alle erschienen im Deutschen Apotheker Verlag. Fachapotheker für Offizin-Pharmazie sowie Yoga-Lehrer BDY/EYU.

Die intensive Beschäftigung mit den vielseitigen Aspekten von Krankheit und Heilung lenkten sein Interesse auf Homöopathie, Bach-Blütentherapie und den Hatha-Yoga. Hier fand er geeignete Methoden und die entsprechenden Arzneimittel, um krankmachende Zustände von Körper und Seele unterstützend zu behandeln.

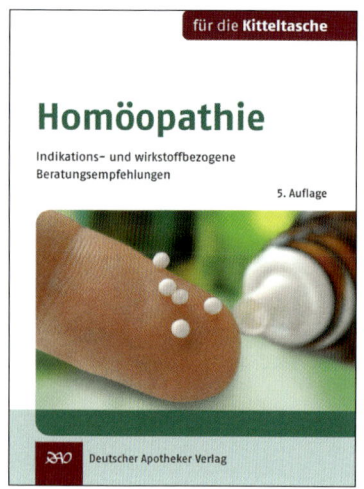

Von Apotheker Matthias Eisele,
Dr. med. Karl-Heinz Friese,
Gisela Notter und Anette Schlumpberger.

*5., neu bearbeitete und erweiterte Auflage.
404 Seiten. Flexibler Einband.*
ISBN 978-3-7692-4909-5

E-Book: PDF.
ISBN 978-3-7692-5835-6

Kleine Dosis große Wirkung!

Ob für die Hausapotheke oder zur Behandlung von Beschwerden: Die Homöopathie hat ihren festen Platz in der Therapie vieler Erkrankungen erobert!

Teil I zeigt für 120 Erkrankungen die therapeutischen Möglichkeiten der Homöopathie.
Teil II bietet zu 166 homöopathischen Mitteln die Einsatzgebiete, Charakteristika und Modalitäten.

Die fünfte Auflage wurde um 19 Indikationen und 22 Monographien erweitert und ergänzt.

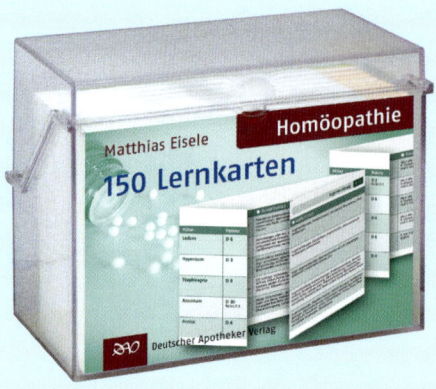

Von Apotheker Matthias Eisele

150 Faltkarten in Karteibox mit Deckel.
ISBN 978-3-7692-5210-1

Die einfache Art zu lernen

Mit diesem neuartigen Lernsystem können Sie sich die Homöopathie mühelos aneignen. Je nachdem, welche Seite auf- oder zugeklappt wird, können Sie die einzelnen Mittel, Leitsymptome, Modalitäten, Konstitution und dazugehörige Indikationen lernen. Die Karten sind jeweils nach Organen geordnet und enthalten die wichtigsten Erkrankungsbilder.

Verschiedene Wege führen zur Homöopathie: einfach und wirkungsvoll lernen!

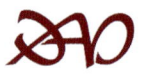 **Deutscher Apotheker Verlag**

www.deutscher-apotheker-verlag.de